JN047689

第 **1** 章

モニター業務の全体像

モニターという仕事
－今までモニターを知らなかった人のために－

　医療用医薬品・医療機器を開発・上市するには，多くの人材が関わることは何となく理解できる．しかし，どれだけの人材やコスト，また開発期間がかかることになるのかが具体的に分からない人は多いと思う．一般的に医薬品開発には，新薬の開発から上市までに10年以上の期間，100億円以上のコストがかかるといわれている．しかし，新薬という定義が曖昧であるため，実際には薬によってその年月や経費は大きく異なる．売上に関しても，例えばファイザーが販売している脂質異常症などに用いるリピトール®（アトルバスタチン）という薬の2011年の売上は10,860百万ドル（1兆円超）であるが，10億円以下の売上の新薬もある．

　最近では，大型の新薬の開発が減り，これまであまり注目されていなかった，患者数の少ない薬であるオーファンドラッグ（希少疾病用医薬品）などの開発が増加傾向にある．その最たる理由は，開発コストの縮小化と考えられている．10年，20年先に成功するかもしれない新薬の開発に100億円以上のお金を投入することのできる製薬会社はそれほど多くない．それに比べ，オーファンドラッグであれば，国から優遇を受けることができる結果，開発期間も短く，費用も少なく済むため，資金を投入しやすいということもある．

　ところで，開発期間やコストにも影響する，"人材"については製薬会社ではどう考えているのであろうか．本書のテーマであるモニターとは，まさにその人材である．医薬品や医療機器の開発方法は1つではない．国際的な新薬の開発はエベレストを登ることに例えることができる．つまり，周到な準備期間という長い年月と膨大な費用，多くの人材が必要である．また，その登頂方法も1つではないことも自明であろう．

● 医薬品開発の流れ

　一般に，治療法がなかったある疾患に対して，その治療方法の鍵となるメカニズムが研究され，そのメカニズムを変化させることで効果が期待できれば，メカニズムを変化させる薬剤の母核となるシーズ探索が行われる．現在では，数百万個以上の母核パッケージ（化合物ライブラリー）が販売されており，その中から候補を選び，特許性を持たせるために母核を修飾，さらには目標臓器への到達のしやすさ，肝臓ですぐに分解されないための工夫（逆に分解されやすい方がよいものもある．例：麻酔薬），他の薬剤（薬物を効果的に働かせるために形を整えたもの）への影響などを考慮し，慎重に薬物を選択する．その後，慎重に選択された薬物の効果の確認を行う「薬理試験」，効果を示す濃度・用量では副作用が起こらないことを予測する「安全性試験」などから薬物の評価が行われる．こういっ

Clinical Research Associate

CRA の 教科書

改訂2版

編集　一般社団法人医療健康資源開発研究所
小嶋　純

南山堂

◯ 編　集

小嶋　　純　　一般社団法人医療健康資源開発研究所

◯ 執筆者（五十音順）

相澤　　篤　　アイ・ナチュラル・ハート株式会社

伊藤　瞭子　　一般社団法人医療健康資源開発研究所

菊田　貞雄　　横浜市立大学附属病院次世代臨床研究センター

小嶋　　純　　一般社団法人医療健康資源開発研究所

小林　典子　　株式会社ヘルスケアきずな

齋木めぐみ　　株式会社エスアールディ臨床開発部

佐藤真由美　　東北大学病院臨床研究推進センタープロトコル作成支援部門

澁澤　幸一　　積水メディカル株式会社研究開発統括部創薬分析技術センター

白戸　　崇　　東北大学病院臨床研究監理センター

鈴木　健夫　　国立研究開発法人国立成育医療研究センター臨床研究センター

鈴木　康之　　国立研究開発法人国立成育医療研究センター手術・集中治療部

長尾　典明　　日本たばこ産業株式会社医薬事業部臨床開発部

萩田　孝一　　株式会社アールピーエム

福永　悟史　　ユーシービージャパン株式会社開発本部薬事部

三好　善弘　　一般社団法人医療健康資源開発研究所

森下　典子　　独立行政法人国立病院機構姫路医療センター看護部

山内　裕子　　株式会社エスアールディ信頼性保証室

柚本　育世　　独立行政法人国立病院機構大阪医療センター臨床研究センター
　　　　　　　臨床研究推進部臨床研究推進室

米子　真記　　一般社団法人医療健康資源開発研究所

― 改訂 2 版の序 ―

　本書「CRAの教科書」の初版は，多くの執筆者のご協力により2015年に発刊することができました．手前味噌ながら，CRAの質の向上を目指す方々のための良書として仕上がったのではないかと思う一方で，どれだけの方にご利用していただけるものか不安もありました．しかし発刊後に，CROへの就職に向けて参考書にされている学生さんのお話や，CROの教育担当者が新人CRAの教育に使用しているといったお話を数多く聞き，たいへん心から嬉しく思っておりました．

　早いもので，本書が発刊されてから5年以上の月日が流れ，気がつけばこの間に規制当局から出された通知も多数あり，あらためて読み返してみれば，今の状況に合った内容に改訂ができればと考えておりました．そんな矢先に出版社から嬉しいお声がけをいただきました．なんと，絶版ではなく，改訂をするとの連絡でした．この出版社の声を聞き，胸をなで下ろすとともに，改訂の機会を与えてくれた出版社の方々に対して本当に感謝する次第であります．

　本改訂では，初版でご執筆いただいた方々のうち数名の方が現役を退かれていたため，新たな執筆者を加え，最新の情報へのアップデート，内容のブラッシュアップを行いました．初版で作り上げた「初学者向け」というコンセプトはそのまま引き継ぎ，CRAとして働くために最低限知っておくべき基本的な知識のみを主に記載することを心掛けています．また，CRAの業務を知る上で中心となるのはGCPの理解ではありますが，本書ではそれにとどまらず，現場に出てより良いモニター業務を行うための実践的なエッセンスも随所に盛り込んでいます（ちなみに，あくまでも私個人の希望ですが，いずれは現場レベルでのより具体的なノウハウをまとめた「応用編」を発刊できればと考えています）．

　本書がモニター教育のなかで広く活用して頂けることを願ってやみません．

　最後に，改訂を決意下さった南山堂のスタッフの方々に再度，感謝を申し上げます．また，改訂の作業を気持ち良くお引き受け下さった執筆者の方々に深く感謝申し上げます．

　2021年5月吉日

　　　　　　　　　　　　　　　　　　　　　　　　　　　　　小嶋　純

CONTENTS

た研究によって薬物の性質が分かった後に，水に溶けるから注射剤を目指す，胃酸で薬物が壊れるのであれば酸で壊れないようなコーティングを施し腸で溶け出すようにするなど，製剤学的な工夫が要求される．そして，製剤ができあがれば，その製剤の安定性などを研究する．

　もちろん，こういった研究はモニターの仕事ではないが，概要を知っておくことは重要である．製剤の安定性が担保され，ヒトに投与できることが分かった後にも，ヒトに投与するためにはさまざまな要件があり，それらの要件をクリアしながら医薬品として販売できるようにサポートする多くの人材が必要となる．この人材の一部がモニターである．

　基礎的な試験がどんなに上手く行われても，臨床試験の結果で効果が示せなければ，医薬品の開発としては失敗である．それまでの歳月と費用は報われないことになりかねない．つまり，臨床試験を成功させることは非常に重要である．つまり，モニターの仕事は，新薬開発の「仕上げ」の一部を担う重要な仕事である．

● モニターの仕事は？

　前述の通り，モニターの仕事は新薬開発の仕上げ部分である．どんなに素晴らしい新薬と期待されていても，ヒトに対して効果がなければならない（余談であるが，動物用の医薬品もあるので，この場合は動物による臨床試験で効果を証明する必要がある）．つまり，ヒトで効果があることを科学的に証明することが，モニターの仕事である．

　例えば，食塩（NaCl）1.8 g を健康なヒトが飲んでも薬としての効果を示すことは難しいが，低Na血症（血清Na濃度が135mEq/L以下）の患者であれば，食塩を飲むことで血清中のNa濃度が上がり，薬としての有効性が証明できる可能性がある．つまり，薬の効果を科学的に証明すること，すなわち，薬として「使える」のか「使えない」のかを判断するには，モニターにも知識，経験，そしてアイデアが求められることになる．

　前述の例であれば，モニターは，低Na血症の患者が主にどの診療科にかかるかを知らなければならない．低Na血症の患者はさまざまな診療科にいるので，どこの科でも良いかもしれないが，例えば脳神経外科では他の診療科に比べて低Na血症の患者が多いことがある．特に，小児の脳神経外科では低Na血症患者が多いことが知られている．そういった調査は非常に重要である．具体例を挙げる．例えば，食塩というものを医薬品と仮定した場合に1年間の売上が365億円としよう．臨床試験で100人の低Na血症患者に食塩を飲ませるには，1ヵ月に5人の低Na血症患者が来る一般診療科と，10人の患者が来る脳神経外科では，食塩を飲ませる期間は，一般診療科で20ヵ月かかるところを脳神経外科では10ヵ月で済ませられる．つまり，脳神経外科で試験を行えば，10ヵ月早く上市することができる．この10ヵ月の違いは，売上でいえば365億円 ÷ 12 × 10 ＝ 304 億円の違いとなる．つまり，1日でも早く上市できるようにすることも，モニターにとって重要な役割なのである．

科学的な証明とは？

ところで，科学的に証明することとは，どういうことであろうか．前述の例であれば，100人の低Na血症患者に食塩を飲ませて，1人の血清Na値が上がれば，薬の効果として証明されたことになるのであろうか？1人では少ないと思う人が多いかもしれないが，では2人なら良いのか，となる．こういった時に，統計学的な手法が用いられるのである．ただし，統計学的手法を知っていれば，簡単に証明ができるというものではない．統計的手法を用いて評価を行うためには，モニターがさまざまな情報を収集しなくてはならない．

例えば，1.8 gの食塩は味噌汁およそ1杯分である．毎日味噌汁を飲む患者と飲まない患者で食塩の摂取量は違うのか，といった各患者の通常の食塩の摂取量を知らないと，単純に比較できない．薬として1.8 gの食塩を服用するために，いつも飲んでいる味噌汁を飲まなくなって血清Na濃度が上がらないのでは，統計的な手法を用いても，その効果を証明することは難しい．また，食塩を服用してから何時間後に血清Naを測定するのが望ましいのかといった課題にも直面する．24時間後では，効果がなくなっている可能性は高いので，そのようなデータで統計学的手法を用いても効果は示すことはできない．

患者の同意を得るために

低Na血症の患者に食塩を服用してもらい，血清Na濃度が上がることを確認するために，患者本人の同意を得なくてはならない．モニターは直接同意を得ることに携わることはない．この同意を得る作業は医師やCRC（治験コーディネーター）の役割となる．しかし，同意を得るために「患者がやらなくてはならないこと」を決めていく段階でモニターが関与する．例えば，以下の①と②の方法では，どちらが患者の同意を得やすいだろうか．さらには同意を得る作業を担う医師はどちらが望ましいと考えるだろうか．

---

① 食塩の服用の1週間前より，毎朝6時に採血して，血清中のNa濃度を測定する．服用後は，1時間おきに12回採血する．1回の採血量は5 mLとする．

② 食塩の服用の1週間前，服用1時間前および服用2時間後に採血して，血清中のNa濃度を測定する．1回の採血量は2 mLとする．

---

①の方法は，できるだけ情報を収集するという意味がある．一方，②の方法では，患者に対する負担を減らし，必要な時期にのみ採血している（事前の情報が活かされている）．実際に採血する医師や看護師の立場では，②のほうが望ましいであろう．

モニターは試験計画書を立案するのが主業務ではないことが多い．基本的には，計画書の立案には携わらずに，立案された計画書が適切に行われているかを監視する役割を担っている．

②の方法で試験計画書が実施された場合，合計で3回の採血が実施されたかを確認するのがモニターの仕事である．ただし，単純に回数が3回であれば確認できたことにはならない．食塩の服用の日時を把握し，その3回の採血が適切なタイミングで行われたかを確

認しなければならない．実に簡単な確認作業と思われるかもしれない．しかし，「科学的」に確認することを常に心がけることが重要である．この場合，低Na血症患者の「誰が」，「いつ」，「どこで」，「どのくらいの量を」，「どうやって」飲んだかを，医師に記録を残してもらい，その記録をもとに，服用1週間前，服用1時間前と2時間後の採血を確認する．確認できたら，血清中のNa濃度の値が評価に値することが確認される．もちろん，その前に，採血量が2 mLであったことも確認する必要がある，1 mLしか採血しなかったため，測定結果がきちんと出ない場合もある．また，この場合は血清Na濃度の確認に溶血の影響は少ないが，血清K濃度の場合には，溶血の有無にも注意を払う必要がある．

　このように，モニターによって一つひとつのデータが確認されることで，初めてデータが採用され，統計解析が行われる訳である．患者の貴重なデータが活かされるのも，活かされないのも，モニターの腕次第といえる．

　どんなにすばらしい計画書であったとしても，その計画書が適切に実施されたことを監視（確認）するモニターがいなくては，本当に実施されたとは言えないのである．

　さて，これまでに述べたモニターの作業や役割は，GCPとして定められている．GCPでは，治験を実施する医療機関，人の役割や業務を詳細に決めており，治験を実施する場合は，それを守る必要がある．

Monitoring Room

モニターとして優秀なのは

モニターとして優秀と判断されるかは，もちろん評価する人により異なるとは思います．ここでは，私が考えるモニターとして優秀な人について，話をしますので，参考にしてもらえれば嬉しいです．昔々，私もモニターをやった経験はありますが，モニターとして優秀であったか，少々疑問です．何故なら，少なくとも他人から「モニターとして優秀ですね！」と言われた記憶はありません．そこで，このタイトルを少し変え「"ダメなモニター"と"そうでないモニター"の違い」として話を進めさせてもらいます．

本書の「現職CRCから見たモニターの現状」(p.164)に，「最近は優秀なモニターをみなくなったという話ではなく，ダメなモニターが多すぎるという話をよく聞く」，と書かれています．本書のような新人向けの教科書であれば，"優秀"を目指すことが重要とも考えましたが，どうも現場の声は厳しいようです．それであれば，タイトルを変えて「ダメなモニターにならない」としてみました．ダメなモニターにならないためには何をしなくてはならないか，そんな話をしてみたいと思います．

モニターの仕事に限らず，多くの仕事では第一印象がとても大事です．この第一印象により「✕」が点けられると，その後にとても良いことをしてもなかなか良い点がもらえません．これは人の中身ではないので，とても注意が必要です．小綺麗な格好をして，ハツラツな顔で，はっきり言葉を話す，たぶんこんなことが大事になります．特に，「小綺麗な格好」とは，お洒落やファッションセンスを競うものではないので，よくよく考えてください．まあ，目立つ必要はないのです．また，化粧がきつい，香水やコロンがきついなども注意が必要です．モニターの仕事の中には病院への訪問があることを忘れてはいけません．自分では匂いに気づき難いものです（desensitization: きつい匂いにより鼻の感受性を下げるため，どんどん匂いが強くないとわからなくなってしまいます）．病院への訪問などでは香水やコロンは使用しないなどの配慮が必要です．小児病院への訪問にはイヤリングを外すことも必要です（何故なのか？答えは本項の最後で）．こういう些細なことにも注意が払えないと「ダメなモニター」となってしまいます．

業務の細分化が進み，治験の実施計画書をモニターが作成することは稀になりました．そのため，実施計画書を配られてもモニターが読んでいないことがよくあるようです．ダメなモニターは，治験を実施する責任医師や分担医師，CRCが実施計画書をよく読んでいるから，自分は読まなくても治験は進むものと考えてしまうようです．

例えば，ダメなモニター（ダメモニ）が，なかなか症例が入らないので責任医師にお願いに来たときの会話では，以下のようなやり取りになりがちです．

責任医師：計画書の選択基準●●が厳しいから該当患者がいないよ．
ダメモニ：（計画書を読んでないから）そうですね，いないですよね．
責任医師：他の施設の進行はどうなの？
ダメモニ：（他の施設の情報にも興味がないから）同様に進んでいないと思います．

一方，実施計画書をよく読んでいるし，他施設の状況も把握しているダメではないモニター（普通モニ）であれば，以下のようになります．

責任医師：計画書の選択基準●●が厳しいから該当患者がいないよ．
普通モニ：●●の解釈は▲▲という意味ですが，それでも該当患者はいないでしょうか．
責任医師：それならうちにもいるよ．で，他の施設の進行はどうなの？
普通モニ：他の施設も▲▲ということであると説明してから，治験が進んでいます．

そんな単純な話ではないかもしれませんが，こんな会話によって治験が進むことだってあります．

医師だけでなくCRCや治験協力者も実施計画書は読んでいるから，日頃から質問に対する適切な答えを出せるようにしたいところです．実施計画書をしっかり読んでないことは，仕事に対する熱意がないという「ダメなモニター」を意味します．上述した第一印象と同じで，この「レッテル」が貼られると簡単には剥がせません．一度信用をなくした施設でモニターをすることは大変なことですから，できれば責任者に新た

な施設でモニターをスタートさせてもらえるようにお願いすることをお勧めします．でも，違う施設に赴任する前には，実施計画書はよく読んでおきましょう．

　ちなみに，実施計画書も読まず，さらには施設に訪問しても医師にも会わず，偽のモニタリングレポートを出していた最悪のケースがありました．こんなモニターにはならないでくださいね．

　私は思います．ダメではない普通のモニターを続けると，いつの間にか「優秀なモニター」という評判に変わっていくものではないでしょうか．どうか，自分

の役割を再度認識して，モニター業務に励んでください．

　前出の「イヤリングをしてはいけない理由」：小児病院でイヤリングを落とした場合，間違って患児が拾って口に入れてしまうことが考えられますので，イヤリングやネックレスなどはしないように注意しましょう．香水も患者さんの中には病状を悪化させることが懸念されますので，香水も止めましょう．

（小嶋　純）

第 **2** 章

実際にモニターを
やってみよう

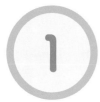

大まかな業務の流れ

モニタリングとは

- 治験の倫理性に基づいた科学的妥当性，および信頼性維持・向上のために必要である．
- 治験が実施計画書通り行われているかを治験依頼者より指名されたモニターが確認する作業（直接閲覧など）であり，治験責任医師はこれを受け入れなければならない．

> 「治験責任医師は，モニタリングおよび監査ならびに治験審査委員会ならびに規制当局による調査を受け入れること．治験責任医師は，モニター，監査担当者，治験審査委員会または規制当局の求めに応じて，原資料等のすべての治験関連記録を直接閲覧に供すること」（GCP省令第42条ガイダンス）．なお，直接閲覧に関する事項は，治験実施計画書に記載されるべき事項である（GCP省令第7条第1項第9号または第15条の4第1項第10号参照）．

モニタリングの目的

- 治験実施医療機関および治験責任医師の選定のための適格性の調査
- 治験がGCPおよび治験実施計画書を遵守して適正に実施されていることの確認
- CRFが医療機関の原資料などに基づいて記録されていることの確認
- 治験依頼者と治験責任医師，実施医療機関との間の情報交換

治験の流れとモニターが係る主な業務内容　　図2-1

- 国内のGCPにおける治験は，「企業主導治験」と「医師主導治験」に分けて規定されている．本書では，「企業主導治験」にフォーカスして概説する．

モニタリングの実施（GCP省令第21条）

- 治験依頼者は，モニタリングに関する手順書を作成し，当該手順書に従ってモニタリングを実施しなければならない．
- 前項の規定によりモニタリングを実施する場合には，実施医療機関において実地に行わなければならない．ただし，ほかの方法により十分

治験開始前 業務手順書等（GCP省令第4条），治験実施計画書（GCP省令第7条），治験薬概要書（GCP省令第8条）の作成および同意説明文書（GCP省令第51条）
- ●医師へ治験実施の打診

治験責任医師，実施医療機関候補の選定（GCP省令第6条）
- ●治験責任医師の要件確認（GCP省令第42条）
- ●実施医療機関の要件確認（GCP省令第35条）
- ●履歴書の入手（GCP省令第10条第1項）

治験依頼 **治験責任医師への依頼，治験実施計画書等の合意（GCP省令第7条第4項，5項）**
- ●治験実施計画書，症例報告書，治験薬概要書等を提供し，協議・検討（GCP省令第10条第1項）
- ●治験実施計画書などの合意書の入手

同意説明文書の作成
- ●治験責任医師に同意説明文書（案）の作成依頼（GCP省令第9条，第51条）

治験審査委員会の契約（GCP省令第27条第1項），治験審査委員会の開催（GCP省令第28条，第29条）
- ●医療機関の長に治験依頼に必要な文書を提出（GCP省令第10条第1項）
- ●治験審査委員会の手順書および委員名簿を入手（GCP省令第30条第8項）

治験契約締結
- ●治験契約書の確認（GCP省令第13条）

スタートアップミーティング
- ●治験に参加するスタッフに対し，治験の具体的手順を説明し，理解・意思統一を図る

治験実施中 **治験薬の交付**
- ●治験薬，および治験使用薬の管理（GCP省令第16条）に関する手順書の交付（GCP省令第17条）

症例登録
- ●登録依頼
- ●被験者の同意取得の確認（GCP省令第21条第1項）
- ●被験者の選定の確認（GCP省令第21条第1項）

治験薬投与開始
- ●症例報告書の回収・点検・修正依頼（GCP省令第21条第1項）
- ●治験実施計画書，GCP遵守の確認（GCP省令第21条第1項）
- ●治験薬の使用状況確認（GCP省令第21条第1項）
- ●必須文書（治験に係わる文書または記録）の保存を確認（GCP省令第26条，第34条，第41条）
- ●安全性情報の収集・提供，被験者対応（GCP省令第20条，第48条，第54条）
- ●逸脱または不遵守への対応（GCP省令第46条）

治験の終了 **治験終了／中止時対応**
- ●治験使用薬の残薬，廃棄・紛失数等の確認（GCP省令第21条第1項）
- ●治験終了／中止の報告・通知・確認（GCP省令第24条，第40条，第49条第3項）
- ●治験総括報告書作成（GCP省令第25条）
- ●必須文書の保存を確認（GCP省令第26条，第34条，第41条）

図2-1 治験全体の流れ

にモニタリングを実施することができる場合には，この限りではない．

● なお，2019年に発生したとされる新型コロナウイルス感染症（国際正式名称：COVID-19）が2020年3月にパンデミック（世界的な大流行）に至った．それを契機にモニターの業務形態もさらなる変化が推察されている．過渡的な対応ではあるが，感染拡大により，従来の「接触型」業務形態が事務処理，情報伝達などの作業に対して，「非接触型」の業務形態といえるリモートワークが多用されるようになった．また，パンデミック以前からの変化であるが，産業界の電子化の技術革新を受けて国内外の治験実施方式も変化し，モニターへの要請内容もさらに変化していくと予測されている．

● 例えば，2020年時点で統一した名称がない試験方式である「医療機関への来院に依存しない臨床試験」については，日本製薬工業協会の検討グループが「分散化臨床試験」と称している．同じ目的の試験であるが，国内外で下記のような呼称事例が確認されている．

> Decentralized Clinical Trial（DCT，分散化臨床試験）
>
> Virtual Clinical Trial（バーチャル臨床試験）
>
> Web-based Clinical Trial（ウェブ上の臨床試験）
>
> Site-less Clinical Trial（実施医療機関が無い臨床試験）
>
> Location FlexibleClinical Trial（場所に柔軟な臨床試験）
>
> Home-based Clinical Trial（自宅での臨床試験）
>
> RemoteClinical Trial（遠隔臨床試験）　　　など

● Virtual Clinical Trialでは，従来の臨床試験と比べて，実施プロセスや使用するシステム等も変更が必要となるため，医療従事者・製薬企業・CROの関係者ならびに被験者等，初めて実施する際には特にモニターはこうした新しいプロセスへの戸惑いが生じることも予想される．Virtual Clinical Trialによって効率化などのベネフィットを得る可能性がある．今後，モニターはこのようにICT（Information and Communication Technology；情報通信技術）を利用した経験を重ねながらこの新しい試験方法に順応していく必要があるのではないかと考える．

対面助言

治験は製造販売承認の取得を目指して行われる臨床試験です．治験で有効性と安全性が検討された後，企業が厚生労働大臣に製造販売承認申請を行います．治験成績などを含む承認申請資料は独立行政法人医薬品医療機器総合機構（以下，機構）において審査され，その後，厚生労働省が開催する薬事・食品衛生審議会で外部専門家の意見を聴いた上で，厚生労働大臣が製造販売を承認します．

承認取得を見据え，規制当局の意見を考慮して効率的に開発を進めるため，対面助言（治験相談とも呼ばれる）の場で，開発方針や治験デザインなどについて企業と機構が議論し，一定の相互理解の上で開発を進めていくことが一般的になっています．

対面助言は議論する内容（相談事項）によって多くの相談区分に分類され，例えば医薬品後期第Ⅱ相試験開始前相談，医薬品第Ⅰ相試験開始前相談，医薬品第Ⅱ相試験終了後相談，医薬品申請前相談があり，臨床開発の各ステージで対面助言を任意に実施できます．1回の対面助言で合意に至らない場合や追加の相談事項が発生した場合は，追加相談という区分であらためて議論することもできます．なお，医薬品の品質や非臨床試験に関する相談区分や，医療機器や体外診断用薬用の相談区分もあります．対面助言は有料で，相談区分ごとに機構に支払う手数料額が定められています．

対面助言の相談事項はさまざまですが，例えば医薬品第Ⅱ相試験終了後相談では，検証的な第Ⅲ相試験の対象患者選択基準，用法・用量，有効性または安全性評価指標，対照群の設定などの試験デザイン，統計解析方法，被験者数などのほか，臨床データパッケージ（承認申請に向けた臨床開発の全体像）が議論の対象

となります．国際共同治験の場合は，例えば日本が参加することの可否や国際共同治験に組み入れる日本人症例数も議論されます．

対面助言の一般的な進め方は次の通りです．まず，企業と機構の間で対面助言日を調整します．対面助言日の数週間前（相談区分により異なる）に相談資料を企業（相談者という）から機構に搬入します．相談資料は，相談事項，相談者の考えとその根拠，その他議論のために必要な背景情報などがまとめられた資料です．

相談資料の提出後，その内容を明確にしたり，不足情報を求めるための照会事項が機構から発出され，相談者は回答を提出します．次に相談事項に対する「機構意見」が相談者に送付されます．相談者は機構意見に対する賛否および相談当日に直接議論したい事項をまとめ，相談日より前に機構に提出します．この一連の作業は，相談者と機構が実際の協議を行う前に論点を整理し，対面助言を実り多くするために取り入れられています．

以上のやり取りを経た後，対面助言日に相談者と機構が相談事項について議論します．議論の結果によっては，開発計画の再考が必要になる場合もあります．なお，機構意見，相談者の回答および当日の議論は機構によって対面助言記録にまとめられます．

以上，企業治験の対面助言を例にとって説明しましたが，医師主導治験でも同様に対面助言が実施されています．対面助言に関与することで，治験や臨床開発に関する理解が一層深まることもあります．機会があれば積極的に経験してください．

（福永悟史）

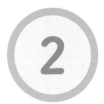

組織体制

● 治験実施体制

- 治験における「組織体制」とは，「大まかな業務の流れ」（p.10）で示したように，GCPに沿った業務を行うために適切にして十分な人材を有し，かつ，組織および体制が確立していることが前提となる．
- 例えば治験の実施体制は，「実施医療機関」，「依頼者」，「治験審査委員会」のそれぞれに体制整備が課せられている（図2-2）．
- 詳しくは次項以降の説明に譲るが，治験依頼者側にフォーカスした概略図（図2-3）で示した通り，GCPの規制対象となる治験の流れに応じることができる適切な体制の整備が求められている．
- 本書のテーマであるモニターを中心に組織体制をみると，モニターが「情報交換の主役」として活動する中で，多くの関係者と接することが分かる（図2-4）．

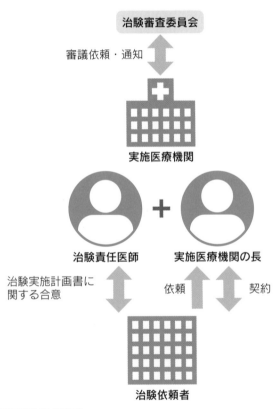

図2-2　治験実施体制の整備

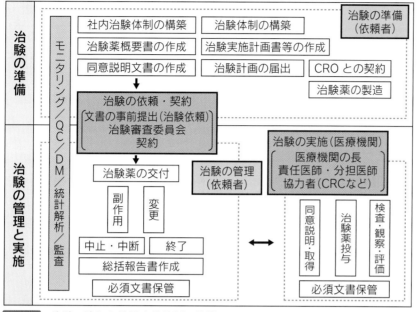

図2-3　治験の流れと治験実施体制の整備

QC：quality control
DM：data management
CRO：contract research organization
CRC：clinical research coordinator

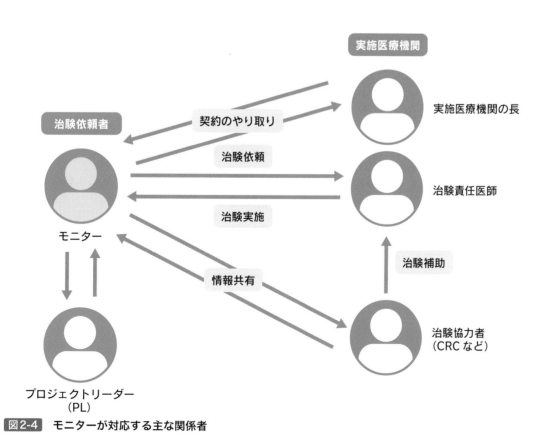

図2-4　モニターが対応する主な関係者

● モニターは，情報交換の主役である．治験を円滑に進めるために，さまざまな立場の人との情報交換を行う．
● 実際にかかわる立場の人には，治験を実施する医療機関の長（実施医療機関の長）や，医師，薬剤師，看護師，CRCなどがいる．

モニターが関わる業務

● モニターと実施医療機関の長

治験をはじめるとき，治験に関する契約をする．治験に関する新たな重要な情報を得たときは，実施医療機関の長に報告をする．

● モニターと治験責任医師

治験に関する新たな重要な情報を得たときは，治験責任医師に報告をする．治験薬の効果，被験者の安全性を知るため，医師が書いたカルテなどをモニターが確認する．

● モニターとCRC

CRCは，忙しい医師をサポートし，治験の情報を管理している．モニターはそのCRCと情報共有をしながら，治験を進めている．

● モニターと品質管理者

品質管理者は，モニターが収集した治験に関する書類（モニタリング報告書，治験に係わる文書など）が正しいかどうかをチェックする．不備がある場合はモニターに報告し，確認を行う．そのため，モニターは第三者にも理解できるようなモニタリング報告書を作成しなければならない．

● モニターとプロジェクトリーダー（PL）

PLは，そのプロジェクトの責任者である．モニターは日ごろから仕事の進捗状況をPLに報告する．何か問題（有害事象など）が発生した場合は，PLの指示を仰ぎ，対処をする．

なお，PLといった類の呼称は，それぞれの組織体制によって異なる．

● データマネジメント（DM）

治験および臨床試験で回収されたCRFのデータを入力し，チェックし，確認の指示を行い，データに問題があればモニターに調べ直させるといった，症例データを管理する業務で，治験のデータに誤りやばらつきが混入することを可能な限り避け，正しいデータ収集へと導く業務である．

● 統計解析

治験データを，生物統計学の手法を用いて分析し，治験薬が効果があるのか，既存の市販薬よりも効果があるのかを，統計学的に証明・説明する業務で，DMによって電子化され，データとして矛盾のない，

整合性がとれた症例データに対して，統計解析の手法を駆使して行う業務である．

● メディカルライティング

「医薬品，医療機器等の品質，有効性及び安全性の確保等に関する法律」（以下，医薬品医療機器等法）およびガイドラインを遵守し，医薬品，医療機器の開発から承認までに必要な申請書類，報告書を作成する業務である．

● 監査

品質保証活動の一環として，治験が医薬品医療機器等法，GCP，治験実施計画書，SOPなどを遵守して行われたか否かを評価・検証を行う業務で，評価の対象となった治験に関わる業務の実施，データの記録，解析，それらを反映した正確な報告がSOP，GCPおよび適用される規制要件に従って行われたか否かを確定するため，治験に関わる業務および文書を独立して体系的に検証する業務である．

《参考》治験のパフォーマンス向上に向けて，例えば，オンライン診療システムなどの事例が示す通り，その管理システム部門との連携が必要となっている．現況では，組織体制の位置づけは明確ではないが，法規制やインフラ整備への投資などがますます進むことから，電磁システムの対応におけるモニターとの関わりにも注目すべきである．

なお，オンライン診療の適切な実施に関する指針（平成30年3月，令和元年7月一部改訂）が通知されているが，COVID-19の急速な拡大，簡便な診断キットや治療薬がない状況，感染防止に伴い生じる医療アクセスの困難さ，個人防護具の不足，患者や国民の感染への不安の増大など，平時ではない状況を踏まえ，新型コロナウイルス感染症が収束するまでの時限的な措置として2020年11月に検討が実施されている．

安全性情報管理担当者の視点から

　臨床開発職といえば，最前線で活躍する花形のCRAを思い浮かべる方が圧倒的に多いとは思いますが，医薬品の開発にはその他にも多くの職種が係わっています．

　CRAのほかにも，データマネジメント（DM）担当者，統計解析担当者，メディカルライティング（MW）担当者，薬事担当者，監査担当者，安全性管理（PV）担当者，クオリティーコントロール（QC）担当者，モニタリングのサポート担当者といった方々が必要で，非臨床試験から考えると一つの医薬品を世に出すために，本当に多くの方が努力しています．

　ここでは臨床開発職の一つである，PV担当者について少しだけ紹介したいと思います．通常，PV担当者は治験だけではなく，無事に世に出た薬（市販薬）の安全性情報の管理も担当しています（というよりも，市販薬の安全性情報の方が圧倒的に多いのでそちらの担当者の方が多いです）．今回は治験でのPV担当者の業務に限って紹介しますので，このページの内容だけでPV担当者の業務の全容は掴めないことだけご承知おきください．

　PV担当者の業務を端的に言ってしまうと「（治験薬の）安全性情報の収集と分析，報告書等の作成」になります．治験ではCRAの方々が治験中に生じた重篤な有害事象（SAE）を含む有害事象（AE）の情報を集めてきてくれますが，治験薬の安全性情報としてはそれだけでは十分ではありません．もちろん「全世界どこを探しても同じ成分がなく，似たような成分すらない」ということであれば，治験からの情報だけで十分ですが，治験薬の有効成分と同じものがほかの国で市販されていることや研究所で研究に使われていることも多々あります．その場合，そこから報告されるデータの中に治験薬の安全性情報（例えば，ある薬と同時に服用すると副作用が生じやすくなる）が含まれている可能性があります．被験者の安全性を確保するためには，こうした情報を収集して精査し，その情報が治験薬の安全性に係るものであると確認され次第，速やかに独立行政法人医薬品医療機器総合機構（PMDA）*

を通じて厚生労働大臣に報告し，実施医療機関・治験責任医師にも報告しなくてはなりません．そのため，PV担当者は治験の開始前にはどのような調査を行えば適切に治験薬の安全性情報が収集できるか検討し，収集方法を決定します．そして治験開始後は，SAE情報等の集められた治験薬の安全性に関する情報が，これまで分かっているものから変化している場合には，報告書を作成してPMDAに提出します．この報告書は被験者の安全確保に係るものなので，その緊急性に応じて提出期限が国際基準で決められています（治験では，情報入手後7日，15日となっており，営業日ではないので本当に7日，15日しかありません）．PMDA提出用の報告書を作成しつつ，提携先や関連会社にも情報を伝達するための報告書を作成しなくてはいけませんし，当然ながら，被験者の安全確保のための対応・措置の要否等も検討します．また，実施医療機関・治験責任医師にも情報入手から1ヵ月以内に伝達を完了させなくてはならず…，PV担当者は「治験薬の安全性が変化したかもしれない」という情報を入手する度に，対応・措置の検討や報告書の作成等々で忙しくしています．

　PV担当者が何をしているのかよく知らないCRAは，「PV担当者は，SAEに関する書類を作るだけの人で，あまり自分には関係ない」と思っているかもしれません．しかし，適切に被験者の安全を確保した治験を行うには，CRAとPV担当者が協力していく必要があります．このページを読んでくださった皆さんが，PV担当者の業務を少しでも理解し，協力して治験を実施していく一助になればと思います．

---

*：PMDAは，医薬品の副作用や生物由来製品を介した感染等による健康被害に対して，迅速な救済を図り（健康被害救済），医薬品や医療機器などの品質，有効性および安全性について，治験前から承認までを一貫した体制で指導・審査し（承認審査），市販後における安全性に関する情報の収集，分析，提供を行う（安全対策）ことを通じて，国民保健の向上に貢献することを目的とした機関です．

（齋木めぐみ，山内裕子）

監査担当者の視点から

ここでは「監査」についてお話したいと思います．「医薬品の開発に関わる監査って何だろう？」と思う方もいるのではないでしょうか．

監査の目的について，GCPガイダンスでは次のように記載されています．

> 監査の目的は，治験の品質保証のために，治験がGCP，治験実施計画書および手順書を遵守して行われているか否かを通常のモニタリングおよび治験の品質管理業務とは独立・分離して評価することにある．

「あれ？」っと思った方もいるのではないでしょうか．そうです．監査の目的は，モニタリングの目的と同じように，「治験がGCP，治験実施計画書および手順書を遵守して行われているか否か」を評価し，被験者の人権の保護やデータの信頼性を担保する業務です．この監査という業務に関わる担当者のことを「監査担当者」と呼びます．

一体，モニタリングと監査は何が違うのでしょうか．実は，実施する内容について大きな違いはありません．異なる点は「立場」です．GCPにも記載されている通り，監査はモニタリングおよび治験の品質管理業務からは独立した立場，第三者の立場で実施します．

例えば，モニタリングは，GCPや治験実施計画書等に従っているかどうかを，治験の開始から終了まですべての期間を通して確認し，実施医療機関における治験の品質を確保します．

一方，監査は，独立した立場で治験が適切に実施されているかを評価するため，モニタリングが適切に実施されているかという点も含めて評価します．具体的には，実施医療機関でモニタリングが実施された後に，治験の品質に影響が出やすいタイミングや対象を考えて（その治験にとって何がリスクになるかを考えて）監査を実施します．

例えば，被験者に初めて治験薬が投与される前に，実施医療機関や治験依頼者が治験を適切に実施できる体制が整っているかを評価したり，多くの被験者を治験に組み入れている・治験実施計画書からの逸脱が多く発生している・経験の浅いモニターが担当している実施医療機関を対象にしたり，という具合です．また，

治験で得られたすべてのデータではなく，一定の基準で抽出した重要なデータのみを監査の対象にします．

このようにリスクを考慮して，体系的に治験の実施状況を評価するのが監査です．そのため，定期的に実施医療機関を訪問するモニタリングとは異なり，監査担当者が治験中に1つの実施医療機関を訪問するのは1度のみ（1～2日間程度）となるのが通常です．

自分自身がモニターとして担当する実施医療機関において監査が実施されることになったとき，あるいはモニタリングを対象とした監査を受ける立場となったとき，モニターとして何か準備をする必要があるのかが，気になる人がいるかもしれません．モニターに対して実施医療機関のスタッフと監査担当者の間に入り，監査の日程調整をお願いすることはあります．ただ，監査担当者は，「モニターが，実施医療機関における治験がGCP，治験実施計画書および手順書を遵守して行われているか否かを評価した結果を提示してほしい」，つまり「普段のモニタリングの状態を評価したい」と思っています．そのため，特別な準備は必要ありません．

モニタリングも監査も実施する内容は同じであるものの，不思議なことに監査を実施すると，モニターが気付かなかったことを監査担当者が見つけることがあります．

それは，定期的に実施医療機関へ訪問し，実施医療機関のスタッフとともに治験を進める「当事者」に当たるモニターに対して，監査担当者は「1度のみの訪問」「第三者」の立場であることが関係しています．実施医療機関における背景や経緯等を十分に把握していることでモニターが当たり前だと思っていたことについて，監査担当者は「なぜ？」と疑問を抱くからです．

モニターの皆さん，時には先入観を捨て，実施したモニタリングを振り返ってみてください．そうすることで，これまでに見落としていたことに気付くことができる，よいきっかけになるかもしれません．また，監査担当者が気付いたことをモニターの皆さんへ伝達した際には，ぜひ適切な対処をお願いしたいと思います．

（山内裕子，齋木めぐみ）

3 標準業務手順書(SOP)の作成

- ●「標準業務手順書」とは，特定の業務を均質に遂行するために，その業務の手順について詳細に記述した指示書である．「Standard Operating Procedures：SOP（エス・オー・ピー）」や「手順書」と呼ばれることもある．

- ●治験において，SOPは治験業務を適切かつ均質に遂行できるよう，基本的な業務手順を体系的にまとめた文書である．

- ●多くの製薬会社がCROに治験業務を依頼する治験業務はモニタリングに限らず多岐に渡っている．依頼する場合，製薬会社とCRO間で，お互いのSOPのすり合わせを行う．双方が合意したSOPを「合意SOP」とする．モニターは合意SOPの内容を熟知し，遵守する．

- ●なお，実施医療機関にも個々のSOPが存在するため，モニターは，この内容がGCPを満たしているか否か確認する（図2-5）．

- ●またモニターは，実施医療機関がSOPに従って治験を行っているか，モニタリングによって確認しなければならない（GCP省令第21条）．

- ●依頼者は，一般的には 表2-1 のような項目を含むSOPを作成する．

- ●依頼者におけるSOPの作成部署の例を 表2-2 に示したが，多くの専門家，専門部署との連携によって検討されるものである．また，一般的な作成から周知に関わる連携のイメージを 図2-6 に示したが，こ

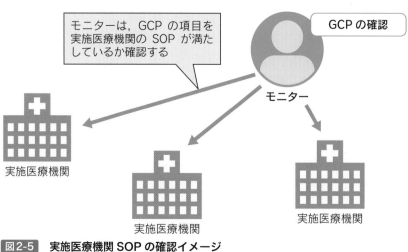

図2-5 実施医療機関 SOP の確認イメージ

表2-1	SOP 項目一覧

治験薬概要書の作成

治験実施計画書，同意説明文書等の作成*

実施医療機関および治験責任医師の選定*

医学専門家・治験調整医師等の選定・委嘱

患者の健康被害補償*

治験の計画の届出等

安全性情報の取り扱い*

治験関連業務の外部委託

治験薬の管理および交付，回収など

モニタリング全般*
・選定／治験実施前
・治験実施中
・直接閲覧
・症例報告書の回収／点検
・有害事象報告の入手，伝達
・治験薬の交付／回収

データマネジメント（DM）

統計解析

治験総括報告書の作成

教育研修*
・導入，継続研修
・モニター要件，認定

記録の保存*

監査

その他の治験の依頼および管理にかかわる業務

＊：モニターが特に確認する必要があるSOP

表2-2	各文書作成に関する SOP 作成に係る依頼者側の連携
治験薬概要書	臨床部門，薬事部門 前臨床部門，製剤部門 安全性部門，その他
治験実施計画書	臨床部門，薬事部門 DM / 統計部門，安全性部門 その他医学専門家など
同意説明文書	臨床部門，安全性部門 その他法律・医学専門家など
症例報告書	臨床部門，DM / 統計部門 安全性部門，その他
統括報告書	臨床部門，薬事部門，DM / 統計部門，安全性部門，その他
申請用書類（CTD）	臨床部門，薬事部門 前臨床部門，製剤部門 DM / 統計部門，安全性部門 その他

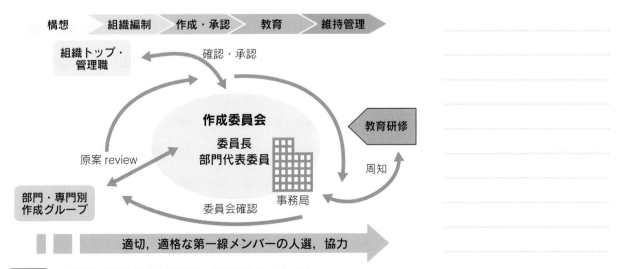

図2-6 一般的な SOP 作成から周知に係る連携のイメージ

21

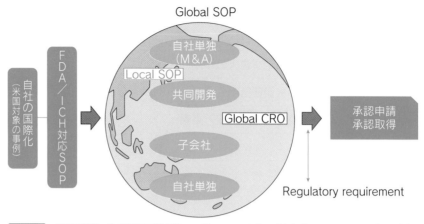

図2-7　臨床試験（国際共同治験）のグローバル化に対応するSOPの工夫の事例

れにも多くのスタッフがかかわることも知るべきである．

● 国際共同治験においても，モニターが所属する組織体制によって
SOPの作成方針が異なることは，国内において実施される場合と同
様である．異なることとしては，Global SOPかLocal SOPか，その
いずれかの要求内容に従うことになる．モニターは，その指示を理解
していなければならない（図2-7）．

● 今後の業務形態の考慮について注目すべきことであるが，2020年の
COVID-19感染拡大を契機に，接触型と非接触型の業務の区分が検討
されている．SOPについても，それらの業務への対応がモニターに
要求されることになる．

　なお，諸外国の取り組みに遅れを取らないためにも，早急にエビデ
ンスを蓄積しつつ，早いサイクルでの制度・指針の見直しと整備が望
まれる．

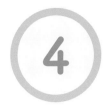 # モニタリング報告書の作成

● モニターの責務についての概要は，治験が実施計画書およびGCPに従って実施されているか否かをモニタリングによって確認することである．例えば，そのモニタリングの結果，

「GCP，治験実施計画書および手順書からの逸脱事項を確認した場合には，治験責任医師および必要に応じて実施医療機関の長に直ちに伝えること．また，そのような逸脱の再発を防止するための適切な措置を講じておくこと．(GCP省令第22条第1項)」

とされている．

● さらに，GCP省令第22条ガイダンスでは，

「モニターは，実施医療機関および治験に係るその他の施設への訪問または治験に関連した連絡を行う度に，治験依頼者にモニタリング報告書を提出すること．」

が求められている．つまり，その「記録にない活動は，実施したことにならない」と認識することが大切である．

なお，GCP省令（第22条）上で記載が求められている項目は，表2-3 の通りである．

● そのモニタリングの質を評価するのは最終的に第三者であり，その際の証拠として重要なものは，モニタリング報告書である．特に，PMDAによるGCP適合性調査の対象資料（モニタリング結果の証拠）でもある．

● モニタリング報告書は第三者が読んだときに，そのモニタリングの情景を再現できるように，主語（WHO）と述語（DONE）はもちろん，いつ（WHEN），どこで（WHERE），誰が（WHO），何を（WHAT），なぜ（WHY），どのように（HOW）といった，いわゆる5W1Hを意識して簡潔に記録するべきである．

なお，国際共同治験においては，一般的に英文での記載も許容されるが，用語の定義も理解すべきである．

● 「簡潔」にということは，誤解やあいまいさを生じない記述であることが前提であることも忘れてはならない．例えば，「逸脱を確認した」との記載だけでは「どのような・どの程度の逸脱か」「具体的な再発

表2-3　GCP 省令第 22 条で求められる記録（要約）

記載事項
モニタリングを行った日時
実施医療機関名（場所）
モニターの氏名
治験責任医師の氏名
治験責任医師以外に連絡をとったまたは面会した相手の氏名
モニターが点検した内容の要約
重要な発見事項または事実
逸脱および欠陥
結論
治験責任医師等に告げた事項
治験責任医師が実際に行った措置
治験責任医師が行う予定になっている措置
GCPおよび治験実施計画書の遵守を確保するために推奨される措置に関するモニターの見解

防止策についての対応結果はどのようなものか」などを想定すると，記述すべき方向性を定めることができる．

● なお簡潔な記録であっても，モニターはモニタリング活動の前後のモニタリング報告書間での「矛盾がない」ことも確認する必要がある．例えば，「次回のモニタリング時に報告する」と記録しておきながらその後の確認事実がない場合は，質の低いモニタリングの結果と記録となる．

【モニタリング報告書作成における工夫】

① 1回の訪問ごとに記録を作成する（物事は絶えず推移し，人の記憶は完璧ではない）

② モニタリング時の保留事項など，品質管理担当者またはリーダーにタイムリーな判断を仰ぐ

● モニタリング報告書は，モニタリングの都度，速やかに依頼者に提出されるものであるが，その提出時期は依頼者の方針に委ねられ，SOP に従って作成，提出される対象である．例えば，一般的に 3 営業日以内，5 営業日以内，7 営業日以内などの期限が定められている．

　余談であるが，モニタリング対象の実施施設は遠方のこともあり，

当然ながら出張経費が伴う．モニタリング報告書は，モニタリングの重要な証拠であることから，依頼者によっては出張精算の添付を求める事例も一部伝えられている．

● モニタリング報告書には，電話連絡なども該当する「治験に関連した連絡」がある．また，「Eメール」で重要な情報を取り交わした内容も多いと考えられる．日本製薬工業協会の「モニタリングの効率化に関する提言―治験手続の電子化，リモートSDV，Risk based monitoring―」（2013年4月 日本製薬工業協会）を待つまでもなく，すべての産業，業務に電磁的活用が導入されている時代である．したがって，モニタリング報告書の作成，報告においても，一般的に電磁的対応が行われている．

● 多用されている電磁的システムでは，基本的記載事項のフォーマットに従い，例えば，モニタリングを「実施した日時」「対象となった実施医療機関名」「モニターの氏名」「面談した治験責任医師等の氏名（面談者名）」などは，比較的容易に記録できる．その一方で，作業効率を考えたコピー＆ペーストによる誤記載も報告されている．また，電磁的システムには，チェックボックスなどで記録する以外にフリーハンドで説明などを記述する「特記事項」の欄を設けているのが一般的である．そこに記載された内容をさらに説明するなどは論外であり，モニターには，文書作成能力も問われている．

● 電磁的システムの採用・不採用にかかわらず，モニタリング報告書を提出する際，固定した内容を目視で提出直前にも確認することが重要である．

● その際に留意すべき認識として，下記を忘れないことである．

---

① モニタリング報告書は，備忘録，日記やメモではない
② 治験実施計画書ごとに実施訪問先や連絡の頻度などを正確に記載すること
③ 実施医療機関ごとに速やかに作成されるものであること
④ 必ず一度は読み返し，第三者が読んで意味が分かるか否かを確認してから提出すること

● モニタリング報告書は，モニタリングを行ったモニター自身が作成し，依頼者に提出するものであるが，モニターのセンスで内容の質が異なるといえる．

　SOPに従って進められるモニタリング報告書の確認手順は，以下のようにGCPで規定されている．

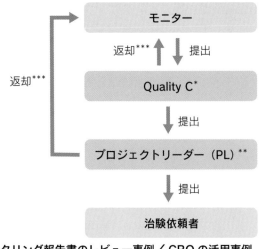

図2-8　モニタリング報告書のレビュー事例／CROの活用事例

＊：品質管理部門または品質管理担当者（必須としない事例もある）
＊＊：プロジェクト全体の指揮者を一般的に称す
＊＊＊：《返却》とは，内容に不備・疑義に係るフィードバック対象がある場合の手順

「モニタリング報告書に関して治験依頼者とともに行った点検とフォローアップについては，治験依頼者の指名する代理人（モニタリング責任者またはモニタリング責任者から指名された臨床開発担当者などが考えられる）が文書化しておかなければならない．」

　また，モニタリング部門と関連部門との業務が分業化してきていることや，モニタリング業務をCROに外部委託することも増えてきていることから，部門間および会社間での適切な情報共有が1つの課題となっている．その際のモニタリング報告書のレビューの流れの事例を 図2-8 に示すが，迅速かつ効率的な部門間，担当者の情報共有プロセスを構築しておく必要もある．

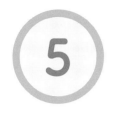 医療機関，治験責任医師，医学専門家の選定

- 「治験薬」を用いて人を対象に試験・研究をするためには，その実施において高い水準の倫理性と科学性が要求される．

- その実施のために定められた，ICH-GCPに基づいた国内のGCPにおいては，例えば，下記の規定がある．

GCP省令第4条（業務手順書等）

2　治験の依頼をしようとする者は，医師，歯科医師，薬剤師その他の治験の依頼および管理に係る業務を行うことにつき必要な専門的知識を有する者を確保しなければならない．

GCP省令第6条（医療機関等の選定）

治験の依頼をしようとする者は，第35条（実施医療機関の要件）各号に掲げる要件を満たしている実施医療機関および第42条（治験責任医師の要件）各号に掲げる要件を満たしている治験責任医師を選定しなければならない．

つまり，GCPでは「治験」を依頼する依頼者に対して，専門知識に富み，GCPを熟知し，「治験」を理解して実施できる環境を整備することを厳しく要求し，その選定条件が定められている．

- 上記のGCPのガイダンスにある通り，治験依頼者は，治験の実施ならびにデータの作成，記録および報告が本基準および治験実施計画書を遵守して行われることを保証するために，手順書に基づく品質保証および品質管理システムを履行し，保持する責任を有する．

《参考》GCP省令4条第2項　品質マネジメントの記載（抜粋）

　治験依頼者は，治験のすべての過程において，品質マネジメントのためのシステムを履行し，被験者保護および治験結果の信頼性確保に必要不可欠な活動に重点的に取り組むものとする．

　品質マネジメントには，治験の実施ならびにデータの作成，記録および報告が，本基準および治験実施計画書を遵守して行われることを保証するために，手順書に基づく品質保証および品質管理のほか，以下のものが含まれる．

　・効率的な治験実施計画書のデザイン

　・データ収集および処理に関するツールおよび手順

　・意思決定に不可欠な情報の収集

治験の品質保証および品質管理のために使用する方法は，治験固有のリスクお

および収集する情報の重要性に対して釣り合いのとれたものとすべきである．また，治験依頼者は，実施した品質マネジメントについて総括報告書に記載すること．このほか，品質マネジメントの詳細については，「治験における品質マネジメントに関する基本的考え方について」（令和元年7月5日付け薬生薬審発0705第5号厚生労働省医薬・生活衛生局医薬品審査管理課長通知）を参照のこと．

● 一方，医療機関については以下の記載もある（ 表2-4 ）．

実施医療機関は，十分な臨床観察および試験検査を行うことができ，かつ，緊急時に必要な措置を講ずることができるなど，当該治験を適切に実施し得るものであること（GCP省令第35条）

通常， 表2-4 に示す条件を満たすことが必要である．

　また，GCP省令第42条では治験責任医師の要件（ 表2-5 ）が定められ，GCP省令第45条のガイダンスでは，治験に関連する医療上のすべての判断に責任を負うこととある．

● 以上の規定にある背景として，「治験」は，治験責任医師がすべてを

表2-4　治験実施医療機関選定の要件（要約）（GCP省令第35条を踏まえた選定要件）

・当該治験を安全に，かつ，科学的に実施するための設備が備わっていること
・治験責任医師，治験分担医師，当該治験に関係する薬剤師，検査技師，放射線技師，栄養士および看護職員等必要な職員が十分に揃っていること
・治験薬管理者が治験使用薬の性質および治験実施計画書を理解し，当該治験使用薬の適切な保管，管理，調剤等を実施し得ること
・記録等の保存を適切に行い得ること

表2-5　治験責任医師の要件（要約）（GCP省令第42条を踏まえた選定要件）

・治験の教育・訓練・経験が豊富で，GCPを熟知し，遵守できること
・治験実施計画書，最新の治験薬概要書および治験薬の管理の規定で求められている治験使用薬の適切な使用方法に十分精通していること
・モニタリングおよび監査，IRB，規制当局の調査を受け入れられること
・合意された募集期間内に必要数の適格な被験者を集めることが可能であることを過去の実績等により示すこと
・十分な数の治験分担医師および治験協力者等のスタッフ，適切な設備を確保できること
・治験を行うのに必要な時間的余裕を有すること

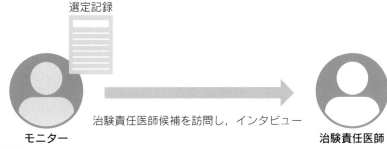

選定記録

モニター　　　　　治験責任医師候補を訪問し，インタビュー　　　　　治験責任医師

図2-9　モニターが行う治験責任医師候補の選定業務

実施するものではないこと．治験分担医師，CRC，その他の実施医療機関のスタッフ，被験者など，そして治験依頼者が一体となり，それぞれが責任を果たす体制を整える共同体制（チーム）の構築が大切であるということである．

●モニターは，「治験依頼者と治験責任医師，実施医療機関および治験に係るその他の施設との間の情報交換の主役を務めること」（GCP省令21条ガイダンス）が求められている．

つまりモニターは，適切な治験実施計画書や手順書に従って，治験開始前，実施中および終了後に実施医療機関および治験に係るその他の施設においてモニタリングを行い，チームワークを維持し「治験」を進める活動の一翼を担うのである．

●一般的に，治験の成否はその実施の計画内容，そして「医療機関，治験責任医師，医学専門家の選定」で決まるともいわれている．特に，大きな治験の成否は実施医療機関の治験責任医師の選定で決まるとまでいわれている．

●選定の方針については，治験を進める関係者のさまざまなポリシーに基づいて準備される手順書やチェックリストの事例があるが，治験を適正に実施できる医療機関と治験責任医師を選定しなければならない．

●モニターが行う調査，選定は，依頼者が作成した治験依頼候補施設リストに従い，医療機関の治験事務局，関連部署（薬剤部，医事課，管理課，検査科など）および責任医師候補を訪問する必要がある．訪問先において治験の概略を説明し，責任医師候補に治験に参加する意思，契約症例数および契約症例数満了までの予定期間を確認する．一般的に，モニターは選定チェックリストなどを用いてインタビューするほか，当該医療機関のSOPなどからGCP上の適切性を調査する（図2-9）．

●なおモニターは，責任医師候補に治験に参加する意思を確認した場合，治験責任医師の履歴書および治験分担医師の氏名リストなどの文書の作成を依頼し，治験実施医療機関への治験依頼の申請までに入手する．また，選定を行った際の選定の記録は，GCP規制上適切に保存が必

要な対象である．

● 選定にあたってのモニターとしてのポイント

●医療機関については，GCPのガイダンスに則り，IRBが組織・運営されているか（組織が院内，外部，手順書関係，委員構成：専門が自然科学以外のメンバー，設置者と関係を有さない），クリニックなどの場合は，特に緊急時の対応（提携病院または搬送病院の確保）を確認する．

●治験責任医師については，当該治験実施計画書に従った募集期間内に必要数の適格な患者を集めることができるかどうかを，過去の治験実績（達成率など）および経験，現在のほかの治験の実施の有無などから行う．また，当該治験について，治験薬，治験実施計画書の説明時に質問の内容などから，治験に対する興味・関心の有無を探り，モニターは治験責任医師などが治験に対して積極的に参加するよう働きかける．

●治験を終了し，新薬として当局に承認申請することになるが，当局は承認申請後の審査段階で「GCP信頼性基準」に適合しているか否かの調査を行うことになる．当局は，GCP適合性調査チェックリストの内容に沿って確認作業を進めている．そのチェックリストは，申請者や医療機関に対して参考のためとして公開しており，モニターも自己点検の参考資料として活用することが推奨されている．

特定臨床研究とは ─新たなモニターの活躍の場に─

モニターが活躍する場は近年になり増加しています．その要因の１つに，平成30年（2018年）4月1日に施行された「臨床研究法」があります．平成9年（1997年）4月より「治験」はGCP省令による法の規制を受けていますが，治験以外の臨床研究については平成30年3月までは，法の規制はなく，主にガイドラインによる自主規制となっていました．しかし，世の中の流れは，治験以外の臨床試験に対しても法の規制をかけた方がよいということなりました．平成26年（2014年）3月27日に，日本学術会議より「我が国の研究者主導臨床試験に係る問題点と今後の対応策」という提言が出ていますので，興味のある方は読んでみてください．なお，この「臨床研究法」は本書「CRAの教科書」の初版刊行（2015年）後にできた法の規制です．

この「臨床研究法」が出された理由の１つに，治験以外の臨床試験の信頼性の確保があります（後述）．この信頼性を確保するためにモニターがとても重要な役割を演ずることになります．そもそもモニターの役割であるモニタリング（後述）とはどんな仕事なのか，他の章にもいろいろと述べられていると思いますが，ここでも少し述べたいと思います．

簡単な例で示します．例えば小学校の理科で，1粒の朝顔の種を蒔くと，何粒の種が得られるかという研究をするとします（夏休みの宿題だったような）．あなたは小学生（研究責任者）で種を蒔くこととなります．分担研究者に妹を加えてもよいでしょう．学校の先生（調整医師）はあなたに種を渡すだけでなく，どこに種を蒔くか，毎日の手入れの方法や種の回収方法を書いた手紙（研究計画書）も渡します．この研究では，お母さんにモニターとしての役割を果たしてもらいましょう．

あなたが種を蒔くとき，研究計画書に従って行ったかを確認するのがお母さんです．研究計画書には，水はけを考慮して，植木鉢（直径10cm以上）の下に石を置き，土を盛り付け，1つの植木鉢に1つの種を蒔きますと記載されています．しかし，あなたは，このとき，直径5cmの小さな植木鉢しかなかったので，それに種を蒔いてしまいました．本来であればお母さんから，「それはだめよ．大きな植木鉢を買いに行きましょう」と言われるはずです（通常のモニター業務）．

仮にお母さんがいないところで，こっそり自分だけでやっても，お母さんが後で確認して，間違いを指摘するでしょう．これが治験であれば，10cm以上の植木鉢がないあなたは，この試験に参加できないということになります．モニターであるお母さんは，違反を未然に防ぐために条件に適う植木鉢があるか確認するはずです．後で買って植え直しても，これは当然，プロトコル違反となり，この朝顔から種が取れてもデータは採用されません．つまり，お母さんがモニターの作業をきちんと行おうとするなら，研究計画書をしっかり読んでいないとできないですね．

これまで，治験の場合はモニターが信頼性の確保をしていましたが，一般的な臨床試験ではモニターを置くことがほとんどありませんでした．つまり，お母さん（モニター）のいないあなたは，計画書をよく読んで約束を守ってやれればよいのですが，朝顔の種などどこに蒔いても同じと考えて，直径5cmの小さな植木鉢に種を3つ蒔いてしまいました．3つの種のうち1つが大きくなり，いっぱいの光を受け，ほかの2つは光が少ないため育ちが悪くなりました．

さて，どのように結果を報告しますか？

① 3つの種から回収した各々の種の数を示した．
② 光をいっぱい受けた1つの種から回収した種の数のみを示した．
③ 3つの種から回収した種の合計を示した．
④ その他

クラスメイトには迷惑がかかるでしょうが，④を選択し，「失敗しました」と正直に報告できるのがベストです．でも，多くの方は①〜③を行うでしょう．これこそがクラスメイトにとってはもっと迷惑となるはずですね．

モニターであるお母さんは本来このような結果にならないように，あなたとよく相談して計画書の通りに進めていくよう見守るのが役目です．

このケースのように，本来不採用とすべきデータが採用されたり，意図的にデータがねじ曲げられたりしないようにモニターが観察することを，治験以外の臨床試験でも行うことが求められるようになりました．

難しいのは，臨床試験によっては治験ほど厳密に行

われないことがあるのを，どう理解するかです．モニターの仕事には当然のようにコストがかかりますので，コストとの駆け引きとなります．

さて，話を特定臨床研究に戻します．

特定臨床研究とは，臨床研究法で規制を受ける特定な臨床研究を指します．では，どのような臨床研究が対象になるかというと，下記のように定められています．

> ・「医薬品，医療機器等の品質，有効性及び安全性の確保等に関する法律」（医薬品医療機器等法）における未承認・適応外の医薬品等の臨床研究※
> ・製薬企業等から資金提供を受けて実施される当該製薬企業等の医薬品等の臨床研究
> ※臨床研究法における臨床研究の定義：医薬品等（医療機器や再生医療等製品も含む）を人に用いることにより，当該医薬品等の有効性・安全性を明らかにする研究（医療機器の性能評価も含む）（治験以外）

そもそも「臨床研究」とは，医薬品等を人に対して用いることにより，当該医薬品等の有効性または安全性を明らかにする研究をいいます．そして「モニタリング」とは，臨床研究に対する信頼性の確保および臨床研究の対象者の保護の観点から臨床研究が適正に行われていることを確保するため，当該臨床研究の進捗状況ならびに当該臨床研究がこの省令および臨床研究の計画書に従って行われているかどうかについて研究責任医師が特定の者を指定して行わせる調査をいいます．

ところで，治験でもなく，臨床研究法にも該当しない臨床試験に関しては，平成26年（2014年）に文部科学省ならびに厚生労働省より「人を対象とする医学系研究に関する倫理指針」が公布されています．この倫理指針は医師が行う臨床試験を念頭に設定されたガイドラインで法律上の制約は受けないものの，このガイドラインに従わないと公的な研究費が使えないとするものです．前述の「臨床研究法」も「人を対象とする医学系研究に関する倫理指針」も医師が主導で実施する臨床試験が対象で，企業側が行う臨床試験には十分に対応していません．

例えば，「人を対象とする医学系研究に関する倫理指針」に従って実施する企業主導の臨床試験では，治験と同様に企業側が研究計画書を作成するため，「研究責任者があらかじめ研究計画書を作成する」との記載を「研究責任者は企業が作成した研究計画書を確認し，承認する」と読み替える必要があります．また，治験では臨床試験の研究計画書が適切な評価方法に基づき有効性を導き出すのに最適な条件で，かつ医学的に実施可能であるものとするため，企業側が医学専門家を指名し，その医学専門家と協議して研究計画書を作成することが義務付けられています．しかし，「人を対象とする医学系研究に関する倫理指針」では，医学専門家の指名に関する記載はありません．これは医師が自ら計画する臨床研究を想定しているため，医学専門家の指名の記載がないのです．

企業で働くCRA，あるいは企業から委託されたCRAは，企業主導の臨床試験に携わることとなるので，この医学的な知識を補うために企業側にも医師がいることを知っておくことは重要です．この医学専門家の指名により質の高い研究計画書が作成され，その結果として成功確率が高まります．また，有害事象に対する医学的な判断においても医学専門家は重要な役割があります．企業側が実施している医薬品や医療機器に精通した医師である医学専門家が有害事象に対する判断（診断：医療行為）をすることが求められています．CRAは研究計画書を作成することはできるかもしれませんが，診断は医師にしかできない行為であることも理解する必要があります．

なお，これらのガイドラインを読み替えることを法令違反と考えるのは間違いで，指針やガイドラインは法令ではなく，一つの目安を示しているので，読み替えこそが重要となります．最初から完璧なガイドラインなどはできませんので，問題点はいつか改訂されるはずです．平成9年（1997年）に公布されたGCPにおいても医師が主導する治験が考慮されておらず，後にGCPに医師主導治験が追加された経緯があります．また，再生医療も一昔前は医療機器の扱いであったため，解釈には無理があり，不適切な言葉があったことも今では懐かしい話です．

最後に余談でありますが，倫理審査委員会が設置されているものの，まったく教育が実施されていない委員会もあり，「人を対象とする医学系研究に関する倫理指針」の読み替えができないケースもあるので，そのような倫理審査委員会に諮ることは問題となるので，施設自体の選択を考えるか，適切な教育を実施している倫理審査委員会への委託を促すことも考慮すべきです．

（小嶋　純）

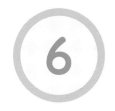 # 治験実施計画書の合意

● 治験実施計画書についてGCP省令第7条第4, 5項に以下のような主旨の記載がある.

治験を依頼しようとする者は, 治験実施計画書の内容およびこれに従って治験を行うことについて, 治験責任医師となるべき者の同意を得なければならない.

具体的には, 次の各ステップに従って合意を得る.

> (1)治験実施計画書（案）, 症例報告書（案）, 治験薬概要書などを治験責任医師へ提供し, 協議・検討
>
> (2)治験実施計画書および症例報告書の内容に合意し, 治験実施計画書を遵守した治験の実施につき合意

● (1)治験実施計画書（案）, 症例報告書（案）, 治験薬概要書などを治験責任医師へ提供し, 協議・検討する.

> ① 治験責任医師に対し, 最新の治験薬概要書, 治験実施計画書(案), 同意・説明文書（案）, 症例報告書（案）, その他必要な資料・情報（治験実施計画書の要約など）を提供する.
>
> ② 治験責任医師に治験実施の可否（倫理的・科学的妥当性）について検討を依頼する.
>
> ③ 治験責任医師と治験実施の倫理的および科学的妥当性について協議する.
>
> ④ モニターは治験実施計画書（案）などの提供の記録（モニタリング報告書）を作成する.

● 治験実施計画書の重要となるポイント（治験デザイン, 選択基準, 除外基準, 治験スケジュール, 目標症例数, 登録期間など）を十分理解した上で, モニターは資料提供時に, 治験責任医師に対して説明する必要がある. また, モニターは治験実施の可否の検討に対して, あらかじめ治験責任医師が検討に要する時間および協議に必要な時間を考慮しておく.

● (2)治験実施計画書および症例報告書の内容に合意し, 治験実施計画書を遵守した治験の実施につき合意を得る.

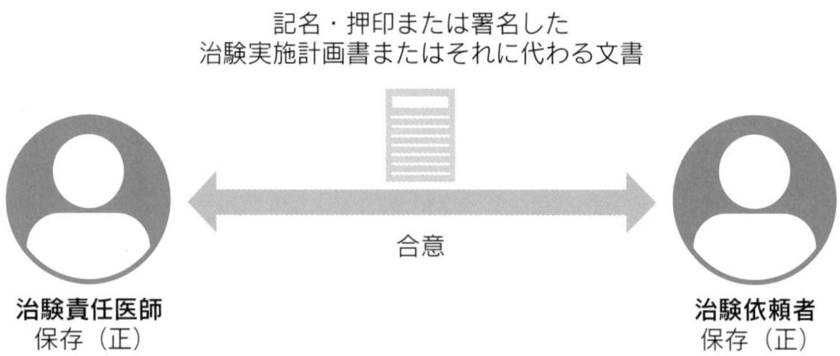

記名・押印または署名した
治験実施計画書またはそれに代わる文書

治験責任医師
保存（正）

合意

治験依頼者
保存（正）

図2-10　治験実施計画書またはそれに代わる文書

① 治験実施計画書およびCRFの内容を十分に説明した後，これらの内容および治験実施計画を遵守した治験の実施について，治験責任医師に合意できるか確認する（特に遵守することが困難であると予測される項目については十分に行う）．

② 合意が得られた場合は，治験実施計画書（プロトコル）またはそれに代わる文書2部に治験責任医師と依頼者が，それぞれ記名・捺印*または署名し，各自日付を記入する（1部は責任医師保管用，1部は依頼者保管用とする）．（**図2-10**）

③ 合意が得られない場合，前提となるプロトコルの目的と内容に不都合が生じない範囲で修正または改訂することにより，合意が得られるか否かを確認する．

④ 修正または改訂により対応可能である場合，依頼者と協議した上で改訂を行う．

改訂しても合意が得られない場合，または改訂できない内容である場合，治験責任医師に十分説明の上，治験の依頼を中止する．

＊：「記名・押印」は，国際的には日本の文化ともいえるが，電子化の進展によって，押印に代わる適切な対応も考えられる．

Monitoring Room

試験計画書の作成

　試験計画書の作成は，社内にあるSOPに従って進めればできると考えられますが，実はそう簡単ではありません．もし，試験計画書の作成をあなたが担当することになったのであれば，もうあなたはモニターとして一人前です．なぜならば，試験計画書を作成するには，臨床現場の"今"をしっかり知っていないと作成できないからです．臨床現場を知らないで試験計画書を作成することは，食べたことのない料理，それも行ったことのない国の料理を，レシピを見るだけで作るような感じでしょうか．

　例えばある治験で，新しい薬が錠剤のときに，錠剤が飲めない患者がいた場合はどうすればよいでしょうか？最初から治験に参加していなければ問題ないですが，治験に参加し，やむを得ず錠剤を粉砕して飲んでしまった場合はどうなるでしょうか？もし錠剤に胃で溶け出さないようなコーティングが施されていたら，粉砕することで薬の効果が変わってしまうこともあるでしょう．

　また，毎日採血を繰り返す試験では，1回の採血量はどのくらいになるのでしょうか．入院している患者の採血時間は，医療機関によって違うことを知らないで，モニターが「毎朝8時」と勝手に決めてしまってもよいものでしょうか．採血は医師が行うのが規則となっている病院で治験を行うのであれば，採血の時間をいつに設定すれば，医師は忘れずに採血してくれるでしょうか．さらに，採血後に遠心分離が必要な場合には，治験実施施設に遠心分離機はあるのか，誰が遠心分離機を操作するのか，などといった細かいことにも注意が求められます．

　試験計画書を確認する際には，記載しなくてはならない項目に不足がないか，あるいは実行可能な計画書なのか，間違いを犯すような部分はないかなど，自分なりの注意点を常に考えながら読むことが重要です．

モニタリングの際には，この注意点をしっかり確認するようにすれば，「良いモニター」となれるでしょう．また，実際の臨床に関する注意点を把握するには，企業として契約した医学専門家と十分に計画書を作成する際に協議する必要があります．大学で科学の研究や実験をしたことは役に立ちますが，医療現場のシステムや医療従事者の役割など，わからないことがたくさんあるはずです．例えば，今回の研究で担当する医師が，クリニックの医師であれば，ほぼ毎日外来を開いていますが，大病院や大学病院では週に1回の外来かもしれません．研究の対象となる患者の外来を10日間隔に計画書で設定すると，大病院や大学病院では担当医が異なってしまいます．そのようなときは，1週間隔に設計するか，分担医師を確保して，何人かで対応をお願いするという設計もできるかもしれません．実行の不可能な計画書は意味がありません．しっかり計画書の中身を医学専門家と詰めてください．そして，計画書の案の完成後に治験実施施設の責任医師に実行可能性について確認を十分に取る必要があります．この手続きは，治験に限らず企業主導の臨床試験でも重要であり，活用されることを奨めます．

　さらに症例報告書（CRF）という，一般には聞き慣れない報告書があります．この報告書の作成には，なかなかのテクニックが必要とされます．この報告書の完成度により，責任医師や分担医師，CRCが記載する際のやる気に影響するといっても過言ではないでしょう．良いCRFを見たら，まずまねることからお勧めします．最近では，病院側の電子カルテの導入により，治験用の電子カルテの作成ができるようになったことで，CRFの記載にも影響が出ています．「症例報告書の記載の手引き」を作成して，記載方法を統一するなどの工夫も必要でしょう．

（小嶋 純）

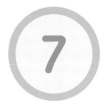

同意説明文書の作成

- 「同意説明文書」とは，治験に参加する患者に対し，参加前に治験の概要などに関して説明するための「説明文書」と，治験への参加同意を得るための「同意文書」を一体化したものである．かつては「説明文書」と「同意文書」が別々のことが多かったが，GCP省令ガイダンスでは「同意説明文書」として一体化，または一式の文書とすることが望ましいとされている．

- 「同意説明文書」は，患者が治験について十分な説明を受け，説明文書の内容を理解した上で，自由な意思により同意を得るための文書である．この文書による同意を得なければ，治験を行うことはできない．記載内容としては，表2-6 に示すような事項が挙げられる（GCP省令第51条）．

- 表2-6 の⑤にある「不利益」としては，プラセボの使用も該当する．治験では，プラセボを対照薬とした試験も行われる．この場合，プラセボ群に該当した患者は実薬による治療を受けることができない．「同意説明文書」にはこの旨も記載した上で，患者に同意をもらうことが必要である．

- もちろん，「効果のまったくないことがわかっているプラセボを患者に使用することは，患者の不利益につながる」という配慮が常にある．問題点はプラセボを用いるかどうかではなく，「無治療」という治療方針が許されるかどうかである．無治療が選択肢として許される状況であれば，試験参加者および医師に対して"目隠し"を行うためにプラセボの使用（blind study / test）を正当化できると考えられている．

- ヘルシンキ宣言「2013年10月WMAフォルタレザ総会（ブラジル）で修正」ではプラセボの使用について下記のように記載されている．

  新しい治療の利益，リスク，負担および有効性は，以下の場合を除き，最善と証明されている治療と比較考量されなければならない：

  証明された治療が存在しない場合，プラセボの使用または無治療が認められる；あるいは，

  説得力があり科学的に健全な方法論的理由に基づき，最善と証明されたものより効果が劣る治療，プラセボの使用または無治療が，その治療の有効性あるい

表2-6　**同意説明文書に記載する内容**

①	当該治験が試験を目的とするものである旨*
②	治験の目的
③	治験責任医師の氏名，職名および連絡先
④	治験の方法
⑤	予測される治験薬による被験者の心身の健康に対する利益（当該利益が見込まれない場合にはその旨）および予測される被験者に対する不利益
⑥	他の治療方法に関する事項
⑦	治験に参加する期間
⑧	治験の参加をいつでも取りやめることができる旨
⑨	治験に参加しないこと，または参加を取りやめることにより被験者が不利益な取り扱いを受けない旨
⑩	被験者の秘密が保全させられることを条件に，モニター，監査担当者および治験審査委員会等が原資料を閲覧できる旨
⑪	被験者に係る秘密が保全される旨
⑫	健康被害が発生した場合における実施医療機関の連絡先
⑬	健康被害が発生した場合に必要な治療が行われる旨
⑭	健康被害の補償に関する事項
⑮	当該治験の適否等について調査審議を行う治験審査委員会の種類，各治験審査委員会において調査審議を行う事項その他当該治験に係る治験審査委員会に関する事項
⑯	被験者が負担する治験の費用があるときは，当該費用に関する事項
⑰	当該治験に係る必要な事項

＊：GCP省令ガイダンス（令和2年8月31日薬生薬審発0831第15号）では，「治験が研究を伴うこと」と表記されている．

は安全性を決定するために必要な場合．

そして，最善と証明されたものより効果が劣る治療，プラセボの使用または無治療の患者が，最善と証明された治療を受けなかった結果として重篤または回復不能な損害の付加的リスクを被ることがないと予想される場合．

この選択肢の乱用を避けるため徹底した配慮がなされなければならない．

—「人間を対象とする医学研究の倫理的原則」第33項

●「同意説明文書」は，治験依頼者が作成に必要な資料や情報を治験責任医師に提供し，治験責任医師が作成する．その際，患者にも理解できるよう，専門的な言葉は用いず，平易表現で作成しなければならない．

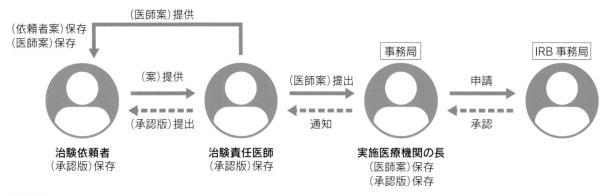

図2-11　同意文書およびその他の説明文書（改訂版を含む）の作成から提出までの流れ

● 治験責任医師への同意説明文書の作成依頼の手順

- 治験責任医師に，被験者から治験への参加の同意を得るために用いる同意文書およびその他の説明文書の作成を依頼する（依頼に際しては，治験責任医師が作成に要する時間を考慮すること）．

- 同意文書およびその他の説明文書を責任医師が作成するのに必要な資料（依頼者が作成した同意説明文書の案，治験実施計画書，CRFの見本，治験薬概要書など）を治験責任医師に提供して，その作成に協力する（GCP省令9条ガイダンス）．治験責任医師に必要な資料を提供した際には，同意文書などの作成に必要な資料の提供記録（モニタリング報告書など）を作成する（**図2-11**）．

- 治験責任医師が作成した同意文書およびその他の説明文書を入手する．

- 同意説明文書の作成日とヘッダー（版数，作成日）との整合性を確認する．

- 入手した同意・説明文書の記載内容がGCPに準拠していること，依頼者のポリシーにより依頼者（案）からの変更不可の項目が変更されていないことを確認する（変更されていた場合は，その内容が許容可能かを確認する）．

倫理

臨床研究あるいは臨床試験（治験を含む）は，ヘルシンキ宣言に基づく倫理的原則を遵守して行わなければならないとされています．さて，そもそも倫理とは，何でしょうか？

広辞苑などの辞書を頼りに調べ見ると，「倫（ともがら）の理（ことわり）が原義．共同体として，ある社会が求める論理」「人として守るべき道，道徳」とあります．

ほかにも，「ある社会で，人々がそれによって善悪・正邪を判断し，正しく行為するための規範の総体．法律と違い，外的強制力としてではなく，個々人の内面的原理として働くものをいい，また宗教と異なって超越者との関係ではなく人間相互の関係を規定するもの」といった主旨の説明がある本に記載されていました．

哲学的な難解さを抜きにして素直に解釈すると，おそらく人と人の共同体の中で，「善悪・正邪の判断において普遍的な規準（行動の手本となる規範）となるもの」あるいは「人としてのあるべき行動の規準」といった解釈をしても大きな間違いはないようです．

一方，「応用倫理」という領域で話される「倫理」があります．それは，倫理の原理的探究ではなく，科学技術の発達を中心とする現代社会の諸問題に対応しようとしているとのことです．

そこで扱われる「倫理」とは，生命・医療倫理，環境倫理，企業倫理・ビジネス（職業）倫理，コンピューター倫理，スポーツ倫理，報道倫理，政治倫理などのさまざまな領域ごとの総称のようです．

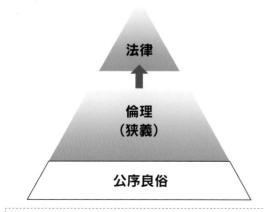

《参考》
◇広義の倫理…道義，道徳，倫理，法律等，社会における規範
◇狭義の倫理…道義，道徳，倫理等，自律的なもの
　　　　　　　　法的拘束力または強制力を持たない（限界あり）

ましてや，自主規制といわれる類を含めた規制関連を見渡すと，さらに「倫理」という範疇がさまざま語られています．

例えば，国家公務員倫理法，医師の職業倫理指針，日本看護協会の「看護者の倫理綱領」，ヒトゲノム・遺伝子解析研究に関する倫理指針，疫学研究に関する倫理指針，遺伝子治療臨床研究に関する指針，臨床研究に関する倫理指針，はたまた，日本原子力学会倫理規程，日本建築学会倫理綱領など枚挙にいとまがありません．

モニターが認識すべき「倫理」とは，一体，どのようなものなのでしょうか？

まず，規制という枠組みからアプローチしてみましょう．規制が唐突に世に出てきたわけではないことは，誰にでも理解できるかと思います．何らかの問題が生じ，あるいは予測された結果，その課題を解消する目的で規制や規程といった類を公にしたと考えられます．

例えば，国内の法律に「公序良俗」，つまり，「公の秩序と善良なる風俗」という視点があります．

具体的に見てみましょう．法的には，「国家・社会の公共の秩序と普遍的道徳を意味し，公序良俗に反する内容の法律行為は無効とされ，犯罪の違法性は実質的には公序良俗に反することによる．」とされています．

よく事例とされる契約無効に関する内容ですが，乱暴にも「自分が気に入らない人を殺してくれといって契約し，殺さなかった結果を持って，裁判をしたところで，「契約」とは認められない」といった当たり前な解釈があります．

人のあるべき姿をすべて規制，規程で制約することは難しいのですが，「この当たり前な解釈」は，公序良俗に裏打ちされた倫理観があってのことといえます．

なお，「公序良俗」の認識は，その国家，共同体の歴史や文化，あるいは宗教観によっても異なると推測されます．そのような背景から，「倫理観」には広義の意味合いと狭義の意味合いがあります．

例えば，「広義の倫理」とは，道義，道徳，倫理，法律など，社会における規範を指し，「狭義の倫理」とは，道義，道徳，倫理など，自律的なものであって，法的拘束力または強制力を持たない，つまり限界のある倫理を指すとの一般的な説明がなされています．

モニターが業務上で遵守する義務を課せられている

原則は，「ヘルシンキ宣言（「ヒトを対象とする医学研究の倫理的原則」）に基づくGCP」です．

ヘルシンキ宣言は，「ナチスの人体実験の反省を契機としたニュルンベルク綱領を受けて，1964年にヘルシンキにおいて開かれた世界医師会総会（第18回）で採択された経緯があります．

その宣言には，例えば，「医学研究はすべての被験者に対する配慮を推進かつ保証し，その健康と権利を擁護するための倫理基準に従わなければならない」とあります．

欧米における医学領域では，古くは「ヒポクラテスの誓い」として知られている医師の職業的倫理観の古典（紀元前4世紀）があり，歴史を超えて医師が守るべき「医の倫理の根幹」とされてきました．医師に対し，「患者の治療に献身的であらねばならない」としたその誓いは，グローバル化した現代においても医学・医療の基本とされています．

そして，いわゆるICH-GCPの原則には，「Clinical trials should be conducted in accordance with the ethical principles that have their origin in the Declaration of Helsinki, and that are consistent with GCP and the applicable regulatory requirement (s). ／臨床試験は，ヘルシンキ宣言に基づく倫理的原則，GCPおよび適用される規制要件を遵守して行われなければならない」とあります．さらに，わが国のGCP省令第1条ガイダンスには，「(1)治験は，ヘルシンキ宣言に基づく倫理的原則および本基準を遵守して行うこと．(2)治験を開始する前に，個々の被験者および社会にとって期待される利益と予想される危険および不便とを比較考量すること．期待される利益によって危険を冒すことが正当化される場合に限り，治験を開始し継続すべきである．(3)被験者の人権の保護，安全の保持および福祉の向上に対する配慮が最も重要であり，科学と社会のための利益よりも優先されるべきである．」とあります．

古くから人類はさまざまな感染症に脅かされ，現在の国際環境の中で，パンデミック（世界的大流行）の感染拡大は加速される可能性が大きくなっていると推察されます．最近では，2009年の新型インフルエンザ（A/H1N1型）や2020年の新型コロナウイルス感染症（COVID-19）が急速に感染拡大しパンデミックとなりました．その状況を打破すべく，治療薬開発とともにワクチン開発とその確保の国際競争が注目されました．結果として，開発の過程における安全性への懸念，効果への期待，そして，その製品の分配に係る倫理的配慮が議論の的となりました．人類は，その都度，あるべき解決策の英知が求められています．

モニターが認識すべき「倫理」とは，「生命・医療倫理」と表現されようが，「企業倫理」などと表現されようが，科学的な信頼性を保ちつつ，国家，政治，宗教を越えた「人として守るべき道，道徳」として共有する人の行動や生き方の道標ともいえるものでしょう．

（相澤 篤）

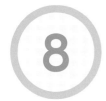

8 治験の手続き

A 初回（治験開始時）

- 治験の依頼をしようとする者は，あらかじめ，以下に示す文書を実施医療機関の長に提出しなければならない（GCP省令第10条）.

  ・治験実施計画書（GCP省令第7条第5項の規定により改訂されたものを含む.）

  ・治験薬概要書（GCP省令第8条第2項の規定により改訂されたものを含む.）
  　および治験使用薬（被験薬を除く）に係る科学的知見を記載した文書

  ・症例報告書の見本

  ・同意説明文書

  ・治験責任医師および治験分担医師となるべき者の氏名を記載した文書

  ・治験の費用の負担について説明した文書

  ・被験者の健康被害の補償について説明した文書

- モニターは，治験が規制に則って行われるよう，また，治験実施計画書で規定した流れに則って適正に行われるよう，治験開始の事前準備から，治験中の監視，そして終了後の手続きまでを行う責任を担っている.「大まかな業務の流れ」（p.10）でも紹介した通り，手順書に従って取り組むべき対象の業務は多岐に渡っている（ 図2-1 参照）.本項では，モニターが関与する治験手続きに絞るが，2020年のCOVID-19のパンデミックを契機に加速している近年のIT化や治験の国際化に伴って大きな変化があり得ることも念頭において解説する.

- 図2-12 の①～⑥に示す通り，治験開始に係る確認と手続きには，以下の業務から開始するのが一般的である.

  > ・モニタリングに関するSOPの確認
  >
  > ・治験使用薬の管理に関する手順書の確認
  >
  > ・治験責任医師・実施医療機関候補の要件確認
  >
  > ・治験責任医師・実施医療機関の選定
  >
  > ・治験責任医師の履歴書の入手

- 医療機関との一般的な手続きの流れを 図2-13 に示す. モニターの主要な業務は，「治験責任医師等との治験に関する合意を行う」ステッ

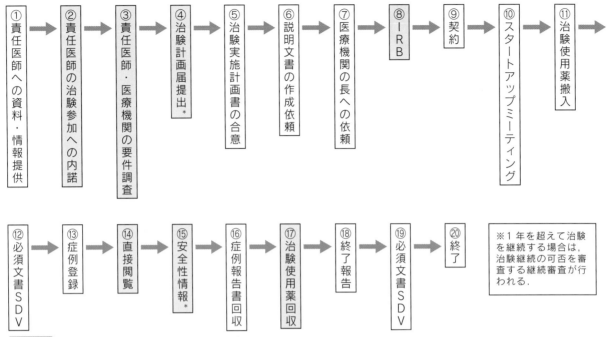

図2-12　モニターが主に係る治験のステップ

＊：PMDAへの提出・報告は，CRO所属のモニターではなく依頼者側の行う業務である．なお，GCP省令第12条ガイダンスでは，治験の依頼をしようとする者（製薬企業）は，治験の依頼および管理に係る業務の全部または一部を開発業務受託機関（CRO）に委託することは可能であるが，治験計画の届出および規制当局への副作用等の報告については，当該業務をCROに委託することはできないとされている．

プの後，「治験審査委員会の審議および契約」に係る業務へと進むことになる．なお，その間，GCPとは別途医薬品医療機器等法で定められているPMDAへの「治験の計画等の届出」がある．その規制に係る業務は，依頼者からの指示に従うことから，本項では割愛する．

●合意の手続きを踏む際，モニターは，治験実施計画書，CRFの見本を治験責任医師へ提供し協議・検討を行う．その結果，治験責任医師となる旨を了承した場合，モニターは治験責任医師から合意文書を入手することになる（**図2-14**）〔「治験実施計画書の合意」（p.33）参照〕．

●モニターは，治験責任医師の合意文書を入手後，GCP上の治験責任医師の責務としての同意・説明文書の作成依頼をする．その際，必要に応じて同意・説明文書（参考例）を提示する（**図2-15**）．

●GCP省令第43条に則り，治験責任医師が分担医師やCRCを設ける必要がある場合，モニターは，分担者等（治験分担医師，CRC）のリストの作成を依頼し，実施医療機関の長の了承を得たものを提出するために入手する．なお，履歴書の入手は，治験責任医師について入手が必須であるが，治験分担医師については，必要に応じて提出を求める．

●治験責任医師との合意後，治験実施の適否についてIRBの承認を得なければならない．その際，モニターは実施医療機関の長へ，治験の依頼に必要な文書を実施医療機関の手順書に従って提出する．その際，

受付	依頼者（モニター）は実施医療機関の事務局と治験手続きの流れについて確認する

事前面接	治験責任医師へ治験依頼 治験事務局（実施の調整・手続きの確認）

ヒアリング* 治験実施計画書の合意	ヒアリング：治験の概要確認等 治験責任医師と治験実施計画書の合意 　→合意後，治験依頼書を治験事務局に提出

治験審査委員会 （IRB）資料の提出	治験事務局に確認した IRB に必要な下記資料ならびに必要部数を予定 IRB の〇日前までに提出（提出期限を確認） 　1.　治験実施計画書 　2.　症例報告書の見本（治験実施計画書で読み取れる場合，不要） 　3.　治験薬概要書および治験使用薬（被験薬を除く）に係る科学的知見を記載した文書 　4.　被験者の安全等に係わる報告 　5.　被験者への支払いに関する資料（ある場合） 　6.　健康被害に対する補償に関する資料 　7.　予定される治験費用に関する資料（ポイント算出表・経費算出表（写）） 　8.　治験分担医師・治験協力者リスト（写） 　9.　責任医師の履歴書（写） 　10.　同意・説明文書 　11.　被験者の募集手順（広告等）に関する資料（ある場合） 　12.　その他，審査に必要なもの ※契約書についても，IRB を目安に準備する

治験審査委員会にて審議	毎月第〇，〇曜日（治験事務局にて確認する）

契約締結	契約書・覚書（必要な場合）→締結日，入手日を事前に確認 ・2 者間契約の場合：2 部 ・3 者間契約の場合：3 部

スタートアップ ミーティング*	依頼者（CRO）・治験関連医師・院内関連部署が参加 →事前に参加者，日時の調整が必要 　治験使用薬搬入・検査資材搬入の調整も必要

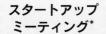　医療機関との手続き

＊：GCP 省令による規定ではなく，実施の方式やタイミングは医療機関側の方針（SOP）によって異なる．

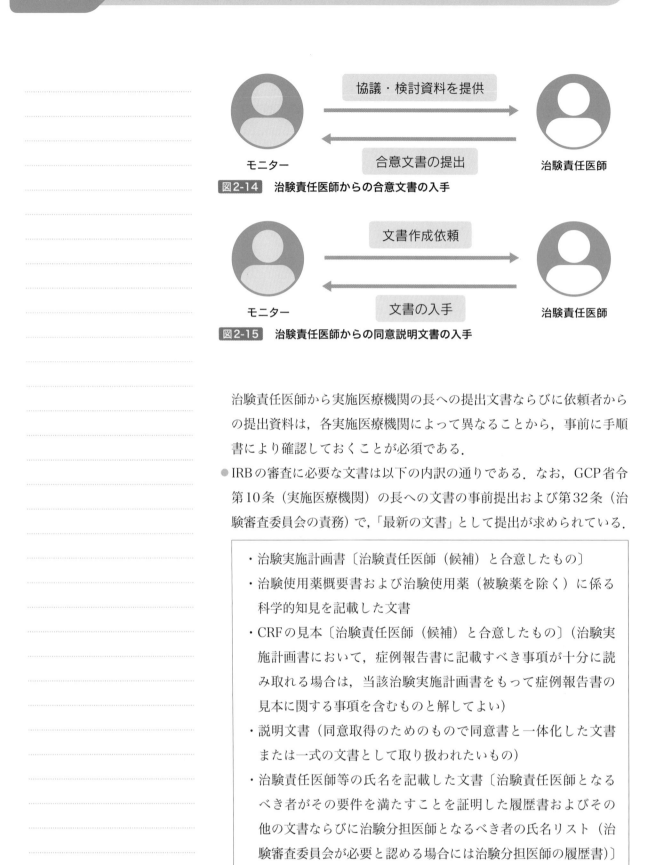

図2-14　治験責任医師からの合意文書の入手

図2-15　治験責任医師からの同意説明文書の入手

治験責任医師から実施医療機関の長への提出文書ならびに依頼者からの提出資料は，各実施医療機関によって異なることから，事前に手順書により確認しておくことが必須である．

● IRBの審査に必要な文書は以下の内訳の通りである．なお，GCP省令第10条（実施医療機関）の長への文書の事前提出および第32条（治験審査委員会の責務）で，「最新の文書」として提出が求められている．

・治験実施計画書〔治験責任医師（候補）と合意したもの〕

・治験使用薬概要書および治験使用薬（被験薬を除く）に係る科学的知見を記載した文書

・CRFの見本〔治験責任医師（候補）と合意したもの〕（治験実施計画書において，症例報告書に記載すべき事項が十分に読み取れる場合は，当該治験実施計画書をもって症例報告書の見本に関する事項を含むものと解してよい）

・説明文書（同意取得のためのもので同意書と一体化した文書または一式の文書として取り扱われたいもの）

・治験責任医師等の氏名を記載した文書〔治験責任医師となるべき者がその要件を満たすことを証明した履歴書およびその他の文書ならびに治験分担医師となるべき者の氏名リスト（治験審査委員会が必要と認める場合には治験分担医師の履歴書）〕および治験分担医師を記載した文書（氏名リスト）

・被験者治験の費用の負担について説明した文書〔被験者への支払い（支払いがある場合）に関する資料〕への支払資料

・健康被害に対する補償について説明した文書に関する資料

・被験者募集の募集手順（広告等）に関する資料
・その他必要な資料

● モニターは，IRBの承認の結果を受けた実施医療機関の長の指示・決定の通知書，IRBの通知文書（写）を入手の後，治験契約の締結手続きを行うことができ，その契約締結によって治験の開始が可能となる．

《参考》GCP省令第13条（治験の契約）ガイダンス

　契約書において，事項について含まれていることをガイダンスに記載がある項目について事前に確認すること．下記の項目について，簡単に解説を加える．

> 第1項　2　GCP省令第12条の規定により治験の依頼をしようとする者が業務の全部または一部を委託する場合であって，受託者たる開発業務受託機関が実施医療機関において業務を行うときには，治験の依頼をしようとする者，開発業務受託機関および実施医療機関の三者の間で契約を文書により締結すること．
> なお，治験依頼者による治験の準備および管理に関する業務，実施医療機関における治験の実施に関する業務が円滑に実施できる場合にあっては，治験の依頼をしようとする者，開発業務受託機関および実施医療機関の三者で合意の上，開発業務受託機関および実施医療機関の二者の契約としても差し支えない．

・契約形態について，モニターは治験実施医療機関に対して初回訪問時に，契約形態について確認すること．
・なお，原則としてCROが介在する場合，「治験実施医療機関」と「治験依頼者」「CRO」の三者契約ではあるが，事前に合意している場合（治験実施医療機関の基本契約による場合）は「治験実施医療機関」と「CRO」の二者契約あるいは「治験実施医療機関」と「治験依頼者」（この場合には契約の本文の中にCROがモニタリング等を実施する旨記載）の二者契約も可能と考える．

> 第1項　4　第8号の「治験使用薬の管理に関する事項」とは，実施医療機関の長の指名した治験使用薬管理者が，GCP省令第16条第6項および第7項の規定により提供された手順書または文書に従って治験使用薬を適切に管理する旨を含むものである．

・モニターは治験事務局に対して「治験使用薬管理手順書」の提出先を確認すること．

> 第1項　6　第11号「被験者の秘密の保全に関する事項」とは，法第80条の2第10項の規定により，治験依頼者またはその役員もしくは職員が，モニタリング，監査の際に得た被験者の秘密を漏らしてはならない旨，および，これらの地位にあった者についても同様である旨を含むものである．

・モニターや監査は被験者のカルテを閲覧するため，その情報を漏らしてはいけない．

> 第1項　3（15）実施医療機関が本基準，治験実施計画書または当該契約に違反することにより適正な治験に支障を及ぼしたと認める場合（第46条に規定する場合を除く．）には，治験依頼者が治験の契約を解除できる旨（第24条第1項参照）

・モニターは実施医療機関において，治験実施計画書等の内容に対して，重篤な不順守や軽微だが継続して逸脱を起こしている場合には，契約の解除等を含めた対応について治験依頼書と協議すること．なお，モニターは常に治験実施計画書等に対して不遵守や逸脱等が起こらないように努めること．もし，不遵守や逸脱等が発生した場合には再発防止について，医療機関と協議をすること．

> 第1項　3（16）治験に関連して健康被害が発生した場合の補償に関する事項

・モニターは有害事象ではなく副作用による健康被害の補償であり，治験依頼者側あるいは医療機関側に過失があった場合はそれぞれの賠償になることに留意すること．

● 契約締結後，治験使用薬を医療機関に交付する．なお，契約締結前に交付することは，GCP違反（事前交付の禁止）である．また，モニターは，「契約締結後，治験使用薬管理取扱手順書を医療機関の長（治験使用薬管理者）に交付する（GCP省令第16条）」旨の手順書も確認しておく．

● 「スタートアップミーティング」（p.67）でも言及するが，実施医療機関において治験を円滑に，効率よく実施するためには，治験責任医師との十分な打ち合わせおよび，関係各部署との調整が必要かつ必須である．

《参考》後述する治験の継続中および終了の各段階を含めてのことであるが，わが国のモニタリングを含めた治験の推進について，効率化，効果的な実施の

さらなる改善が検討されている．その対応策として，例えば，下記のような検討が進んでいることから，モニタリング業務の変化に鋭敏であることが今後求められる．

・治験実施者と治験依頼者の役割の明確化
・治験書式の標準化：「新たな『治験の依頼等に係る統一書式』」の一部改正について（医政研発0710第4号，薬生薬審発0710第2号，薬生機審発0710第2号，平成30年7月10日）

《参考》統一書式およびその他文書の作成，治験審査員会管理，安全性情報管理，電子署名機能等を有するシステムを公益社団法人日本医師会治験促進センターは，2010年3月より治験業務支援システムカット・ドゥ・スクエア（以下，「カット・ドゥ・スクエア」という）をご提供している．「カット・ドゥ・スクエア」は治験業務全般に係わる手続き文書の作成および授受・保管することを可能としており，治験業務の効率化，電子化・電磁化の実現，コスト削減，災害等リスクへの備え等，多くのメリットを提供できる仕組みである．

・治験データ交換様式の標準化（CDISC対応）と治験データの電子化収集（EDCシステム）の促進

《参考》2016年度から，新規医薬品の製造承認申請に際し，主要な臨床試験データをCDISC（Clinical Data Interchange Standards Consortium）標準に則った形式で提出することが義務づけられている．

B 継続（治験実施中）

● モニタリング業務は，治験の品質管理と信頼性の確保のためにGCPや治験実施計画書に従って行われているか否かを確認する基本的で最も重要な活動である．

● これまでにも言及しているが，少なくとも以下のようなモニタリングの目的を認識することが大切である．モニターは，これらの確認を行いながら 図2-16 に示すようなフローで業務を進めていくことになる．

> ・実施医療機関が継続して治験を適正に実施できる要件を維持していることの確認
> ・治験がGCPや治験実施計画書および手順書を遵守して実施されていることの確認
> ・治験責任医師が，その要件と責務を維持し，適正な治験を進めていることの確認
> ・被験者のカルテ，その他の原資料にある記録や情報が正確にCRFに反映されていることをSDVにより検証できることの確認

● 治験継続中に生ずる手続き対象については，以下のような項目がある．モニターはGCP，手順書，治験実施計画書，契約書等の詳細に関して，事前に内容を確認する必要がある．また，治験実施中に新たな情報が生ずることは一般に考えられることである．そのため，表2-7 に示す内容については，その手続きを含めて知っておく必要がある．

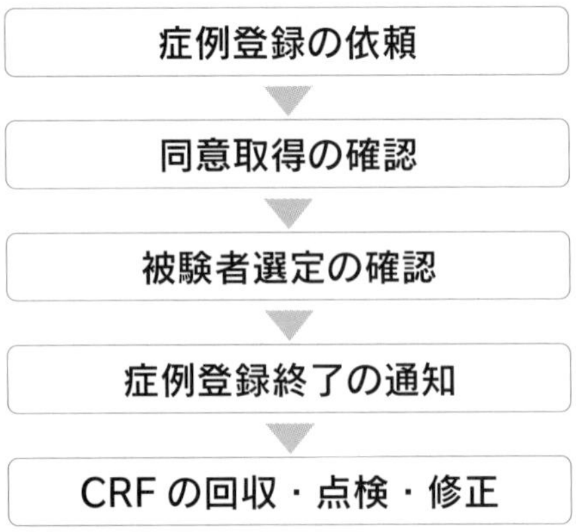

症例登録の依頼
▼
同意取得の確認
▼
被験者選定の確認
▼
症例登録終了の通知
▼
CRFの回収・点検・修正

図2-16 症例のモニタリング業務

表2-7 治験実施中に生じた新たな情報への対応

・新たな情報の伝達（副作用情報）の確認
　治験依頼者は，被験者の安全に悪影響を及ぼし，治験の実施に影響を与え，または治験継続に関する治験審査委員会の承認を変更する可能性のある情報を，治験に関与するすべての治験責任医師，実施医療機関の長に速やかに通知すること．
　治験依頼者は，当該治験使用薬の治験使用薬概要書または治験使用薬（被験薬を除く．）に係る科学的知見から予測できないものを知ったときは，直ちに治験責任医師および実施医療機関の長に通知すること．
　なお，治験使用薬概要書または治験使用薬（被験薬を除く．）に係る科学的知見から予測できる副作用等症例のうち規制当局より要請があったものについては，直ちに当該副作用等症例を治験責任医師および実施医療機関の長へ通知すること．
・新たな情報の伝達（文書の改訂）
　治験依頼者は，新たな重要な情報が得られた場合には，治験使用薬概要書の改訂に先立って，治験責任医師，実施医療機関の長および規制当局にこれらの情報を報告すること．
　治験依頼者は，治験期間を通じて，治験審査委員会の審査の対象となる文書のうち，治験依頼者が提出すべき文書を最新のものにしなければならない．当該文書が追加，更新または改訂された場合は，そのすべてを速やかに医療機関の長に提出すること．
　実施計画書の改訂については治験責任医師の再合意を得る必要がある．
　なお，通知するに当たっては，「治験中に得られる安全性情報の取り扱いについて」（平成7年3月20日付け薬審第227号厚生省薬務局審査課長通知），「個別症例安全性報告を伝送するためのデータ項目及びメッセージ仕様について」（平成13年3月30日付け医薬安発第39号・医薬審発第334号厚生労働省医薬局安全対策課長・審査管理課長通知），「独立行政法人医薬品医療機器総合機構に対する治験副作用等報告について」（令和2年8月31日付け薬生発0831第8号厚生労働省医薬・生活衛生局長通知），「E2B（R3）実装ガイドに対応した市販後副作用等報告及び治験副作用等報告について」（令和2年8月31日付け薬生薬審発0831第12号・薬生安発0831第3号厚生労働省医薬・生活衛生局医薬品審査管理課長・医薬安全対策課長連名通知），「治験副作用等症例の定期報告に係る留意事項について」（令和2年8月31日付け薬生薬審発0831第14号厚生労働省医薬・生活衛生局医薬品審査管理課長通知）等を参照のこと（通知すべき副作用等の範囲および取扱いについては施行規則第273条第1項および第2項の定めによること）．

・被験者の文書による同意取得と適格性の確認

（通常，第1例目がエントリーされた時点で直接閲覧により，できるだけ早期に被験者の適格性を確認する必要があるとされるが，実施施設によっては届出が必要である．）

・治験実施計画書を遵守した治験実施の確認

（重大な逸脱や継続する逸脱の場合には，当該医療機関での治験中止の対応が必要となる．）

・すべての有害事象が，治験実施計画書，IRB，治験依頼者，およびGCPによって要求されている期間内に適切に報告されていることの確認

（有害事象は重篤性，予測性により対応は変わる．特に重篤な有害事象は医薬品医療機器等法第80条の2第6項および医薬品医療機器等法施行規則第273条に従ってPMDAに報告する必要がある．）

・治験責任医師および医療機関の要件確認

（医療機関の追加，治験責任医師の変更は事前の届出が必要となる．）

C 終了（終了時および終了後）

● モニタリング業務は，一般的に治験終了の手続きにて終了する．その後，PMDAによるGCP適合性調査対応や製造販売後承認後に係る業務も考えられるが，依頼者との合意，あるいは指示によるものである（図2-17）．

治験薬投与終了の確認，治験薬の回収
▼
治験終了の報告・通知・確認
▼
治験総括報告書等の作成
記録の保存・規制当局による調査の受け入れ
▼
製造販売承認の通知
▼
必須文書の保存が必要なくなった旨の通知

図2-17 治験終了時および終了後のモニタリングに関連する主な業務

● モニターの治験終了時の重要な業務として，すべての被験者で治験使用薬の投与が終了したことを責任医師，CRCなどに明確に伝えることである．それに伴い，以下に示すモニタリングに係る手続き業務を行うことになる．

・治験使用薬の回収
　→薬管理者から治験使用薬の出納が正確であること（文書または記録の保存確認を含む）
　→被験者より返却された未使用治験使用薬については被験者ごとに数量を確認すること
　→廃棄治験使用薬がある場合は，その理由と数量，廃棄日等の記録の写しを入手すること
・治験使用薬のエマージェンシーコード（緊急時コード）ブレーク封筒の確認と回収
・すべての未回収CRF（紙媒体のCRFの場合）
・「治験に係る文書または記録」の保存状況の確認
・医療機関での終了手続きの確認と下記に係る文書の速やかな入手
　→治験責任医師は実施医療機関の長に治験終了報告書（結果の概要を含む）を提出
　→実施医療機関の長は，治験終了通知書をIRBおよび治験依頼者などへ提出
・その他，手順書等による指示事項

● 以上の一連の業務を終了し，依頼者として製造販売後承認申請の準備が進むこととなる．

治験に係る手続きを含めたモニタリングによる「治験の質の確保」は，モニターの最重要な業務であり，PMDAによる承認審査の進捗に大きな影響を与えることとなる（ 図2-18 ）．

《参考》GCP省令第4条（業務手順書等）第1項2ガイダンス（要約）

治験依頼者は，治験のすべての過程において，品質マネジメントのためのシステムを履行し，被験者保護および治験結果の信頼性確保に必要不可欠な活動に重点的に取り組むものとする．

品質マネジメントには，治験の実施ならびにデータの作成，記録および報告が，本基準および治験実施計画書を遵守して行われることを保証するために，手順書に基づく品質保証および品質管理のほか，以下のものが含まれる．

・効率的な治験実施計画書のデザイン

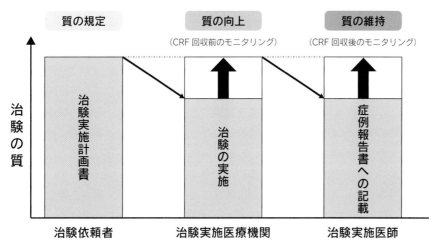

図2-18 治験の質の確保とモニタリング

・データ収集および処理に関するツールおよび手順

・意思決定に不可欠な情報の収集

　治験の品質保証および品質管理のために使用する方法は，治験固有のリスクおよび収集する情報の重要性に対して釣り合いのとれたものとすべきである．

　また，治験依頼者は，実施した品質マネジメントについて総括報告書に記載すること．

　このほか，品質マネジメントの詳細については，「治験における品質マネジメントに関する基本的考え方について」（令和元年7月5日付け薬生薬審発0705第5号厚生労働省医薬・生活衛生局医薬品審査管理課長通知）を参照のこと．

　なお，「治験の品質保証」とは，治験の実施，データ作成，文書化（記録化）および報告が，本基準および治験実施計画書および本基準を遵守していることを保証するために設定された計画的かつ体系的な全活動をいう．また，「治験の品質管理」とは，治験関連の活動の質に求められる事項を充足しているか否かを検証するために治験の品質保証の一環として行われる実務的な手法および活動をいう．

Monitoring Room

国際共同治験で活躍するモニター

後輩B：Aさん，今度，上司から国際共同治験を担当しなさいと言われたのですが，苦労話をしていただけませんか？

先輩A：B君は英語が得意だと聞いているので，私のような苦労はないと思うよ．今は当たり前のようになったけど，会議はもちろん，CRFの記載やクエリーの対応などすべて英語なので，私の場合，最初は戸惑いがあったよ．

後輩B：確かにTOEICについては上司にほめられましたが，不安があります．それに，今，一所懸命にICH-GCPを英語で読んで準備をしていますが，わからないことが多いです．

先輩A：そうね．私も英語については怖さが先に立ったんだけど，仕事の英語は，何とか慣れたせいか国際共同治験を続けて担当しているよ．とはいっても，文化や制度の違いもあるし，今でも苦労がさまざまあるよ．

後輩B：例えば，国内の治験を多くご経験した先輩が苦労を克服した心構えなどあったら教えていただきたいのですが．

先輩A：B君は現在の努力を続けて，準備怠りなくという姿勢でいいと思うよ．昔とは違って，今は国際共同治験といっても日本でも当たり前のように実施されているので，極端な戸惑いはないと思うよ．でも大切なのは，私たちはプロトコルの設定の経緯を知って，治験の専門家としての根拠に基づいた論理的なコミュニケーションができなければならないね．「共同」という言葉で表現されている通り，国際的なチームビルディングを意識した勉強というか，準備をしておくと，仕事も楽しくなると思うよ．そして，忘れてはいけないのは，国内治験であろうと，国際共同治験であろうと，実施する医療機関の方々にとって，参加してくださる患者さんに対する対応はできる限り同じでいてほしいことを忘れてはいけないよ．国際共同治験では，文化や制度が異なるからこそ，自分が担当する実施医療機関のCRCさんとしっかりとコミュニケーションをとって一緒に治験を進めていくことが大切になるよ．実際に医療機関で国際共同治験を経験しているCRCのCさんの話を聞いて

みるといいよ．

Cさん：そうねぇ，国際共同治験では，検査内容が日本で実施できる検査なのか，治験用検体の取り扱いがわかりづらいことなど事前の確認をしていても，実施しながらわからないことが出てくることが多く，その場合，globalに問い合わせが必要なことばかりなので，困ったときに一緒に考えたり，一緒に対応してくださると助かりますね．

そして検査以外にも，選択除外基準について問い合わせが必要なとき，担当CRAさんが迅速に対応してくださったので，患者さんの試験の参加が間に合ったこともあるし，問い合わせの内容によっては，医療機関側から連絡した方が回答が早いなどアドバイスをくれたので，globalとのやり取りがスムーズにいったこともあります．CRAさんとしっかりコミュニケーションがとれ，協力できることが重要ですね．

後輩B：ありがとうございます．そうですね，国際共同治験であっても，実施医療機関のCRCさんと一緒に協力していくことを忘れないようにしたいと思います．

実は，国際共同治験に参加した友人から，ICH-GCPを読んでいても，「国内治験と手順が異なることが多いよ」ということを聞いたんです．ICH-GCPは，各国のデータを相互利用することを可能にするコンセンサスと理解して勉強していましたが，それを読むのは極端に言って無駄でしょうか？　やはり，後日周知されることになる手順書を読む方が先かなという気にもなっています．

先輩A：相互に誤解もあるね．もちろん，国際共同治験に参加する地域や国は，ICH-GCPに準拠した体制やルールのもとで実施しているので，相互の理解をする上でも無駄ではないよ．ただし，日本と欧米の規制上・実施上の相違点は確かにあるよね．それは，アジアも含めてだけど，根底にある文化のもとで法規制が整えられているので，それを無視することは，確かにできないよね．友人が言っている手順の違いは，その点を補う点があることからの違いを指していると

思うよ. 例えば, 日本だってICH-GCPを踏まえて省令としてのGCPがあるけど, 今, 勉強しているICH-GCPとは必ずしも一致していないよね. でも, 基本的な事項は同じだよね.

後輩B:そうなんです. 例えば, 契約ですが, 日本では医療機関との契約ですが, ICH-GCPでは治験責任医師とも契約を結ぶことが可能となっていました. IRBに至っては, ICH-GCPで設置団体の規定がないのに省令では細かくありますし, 記録の保存なども同様に異なる内容が多くありますね. 国内の法規制の違いもあってのこととして理解できます.

先輩A:そうだよね. これから多く担当することが予想される米国関連などに限定しても, やはり法制度の違いで必要な書類があることも経験することになると思うよ. そういえば, 平成24年12月28日のGCPガイダンスで具体的に追加された「国内の治験で必要になった検体などの検査機関での検査の精度管理」などは, 昔からICH-GCPにもあったし, 米国ではcertification（証明書）が要求されていたことも知られていたことだよね. 国内の治験体制の整備などもあって手順書も変遷する事例の1つだね.

後輩B:友人が言っていた「国内治験と手順が異なることが多いよ」というのは, そのようなことが関係していたんですね. 例えば, 先輩がFDA関連の治験を担当して, 国内のregulation上必要ないので, 私が手順書でも見ていないだろうという対象の主な項目ってどんなものでしょうか？

先輩A:そうね〜. 結構あるけど, 例えば, Form FDA1572の書類はないね. 簡単に言えば, 臨床試験を開始する前に, 治験責任医師がその書類に必要事項を記入して署名して依頼者に送付するものがあるね. まあ, プロトコル, FDAのGCP関連規制, まだ聞いたことがないと思うけど21CFR Part 312という規制があってね, そこにある規定等に従って試験を進めますよとの誓約, つまり, Statement of Investigator 治験担当医師の宣誓書なんだよね. まだまだたくさんあるけど, 21CFR Part 54という規制の中では, Financial disclosureなんてのも, 初めて参加いただく先生には説明が必要になるね. これも簡単に言えば,「治験担当医師は,

治験依頼者と特定の金銭的関係がないことの証明」で「すべての金銭的関係の開示」を治験開始前に必ず求めることになるんだよね. その他にも沢山あるということだよ. つまり, 各国には, その国で定めた法律に従って治験を行う義務があるということだね.

Cさん:また, 重篤な有害事象（SAE）が発生した場合については, 直接globalの安全性部門から問い合わせがくることもあって, 時差もある中での対応となるのでタイムラインが厳しくなることもあるので, その辺りもわかった上で必要に応じ助けてくださるCRAさんがいてくださると助かります.

後輩B:ありがとうございます. 国内の治験も同じで, GCPあるいはICH-GCPは基本ですが, 文化の違いや法制度の違いだけでなく, 時差があることも理解することを心がけて勉強するようにします.

Cさん:ただね, 国際共同治験というと, どうしても海外が基準になってしまうのは仕方ないけど, 海外のやり方がいいってわけではないと思います. そして, 日本の治験の質の高さは大切にしていただきたいと思いますので, Bさんのこれまでの経験を活かして, 国際共同治験に関わる際には, よりよい実施に向けて積極的に意見を出していってくださいね.

先輩A:さっきチームビルディングって言ったけど, ICHというのは国際的なコンセンサスのもとで, 良い仕事を進めましょうということだろうから, GCPも日本の主張を盛り込んでいるはずだよね. 国際共同治験といっても, お互いに意見を出し合ってコミュニケーションをとれる担当者がいることが大切だよね. 幸いに, B君は英語も得意だし, 積極性もあるし, 盲目的なモニタリング活動はしないだろうから, 大いに期待しているよ. 近い将来, 一緒に仕事をしようよ.

Cさん:チームには, もちろん日本の実施医療機関も含まれていますので, Bさんがうちの施設の担当になって, 1つのチームとして一緒にお仕事できるのを楽しみにしてますね.

後輩B:ありがとうございます. 先輩のように国際共同治験の領域で活躍したいので, 一生懸命勉強して経験を重ねます. そして, Cさんの施設を担当できたらうれしいです. これからもよろし

くお願いします.

Cさん：Bさんの一生懸命な取り組みは，日本にとどまらず，国境を越えて，治験に参加する患者さんのため，新薬を待ち望む患者さんのために繋がります！ぜひ，私たちと一緒により良いお薬を世の中に，より早く届けていきましょう.

（長尾典明，小林典子）

米国食品医薬品局（FDA）で必要な規制（Code of Federal Regulation (CFR)：21　Food and Drugs）

Part 11（Electronic Records, Electronic Signatures） 　　電子記録／電子署名に関する規則 Part 50（Protection of Human Subjects） 　　被験者保護に関する規則 Part 54（Financial Disclosure by Clinical Investigators） 　　臨床研究者における金銭的情報の開示 Part 56（Institution Review Boards） 　　治験審査委員会（IRB） Part 312（Investigational New Drug Application） 　　治験新薬申請（治験届） Part 314（Applications for FDA Approval to Market a New Drug） 　　新薬承認申請 Part 320（Bioavailability and Bioequivalence Requirements） 　　生物学的利用能と生物学的同等性の要件

■　**Form FDA 1572（治験責任医師の宣誓書）**
- FDAで定めた規則（21CFR Part 312）により，新薬の使用許可申請（Investigational New Drug：IND）に必要な書類
- 治験責任医師／分担医師が治験依頼者に正確な情報を提供すること，およびFDA1572（治験責任医師の誓約書：Statement of Investigator）と呼ばれる

■　**Financial Disclosure（開示すべき金銭的利害）**
- 治験依頼者と治験責任医師および治験分担医師との間の金銭的利害関係を説明する資料
- FDA規制21CFR Part54により，1999年2月以降，医薬品承認申請書を提出する際，Financial Disclosure（経済的関与の公表）をCertification（証明書）とあわせて添付することが義務づけられた

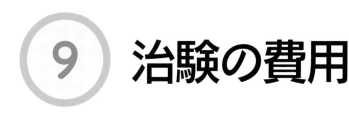

9 治験の費用

- 治験に莫大な費用が必要なことは，国内製薬会社を対象としたアンケート調査結果においてもその実態が推測される．例えば医薬産業政策研究所からの報告では，1社当たりの研究開発費（大手製薬会社10社）は，621億円（2004年），その後1,414億円（2017年）と増加していた．また，米国のFDAで承認された新薬（2009〜2018年）における研究開発費は中央値で約10億ドル，平均値で約13億ドルとの推定値が報告されている．近年の製薬は，化学合成で創薬する手法から生物学的手法を応用したバイオ医薬品が主流となり，研究開発費がさらに増大傾向となっている．

- その対象は，医薬品医療機器等法およびGCPにかかわる法的な枠組みの中で要する経費，あるいは，治験を円滑に進めるための諸制度，例えば保険制度上の経費，医療機関の人件費や設備に係る経費，場合によっては，被験者募集に係る経費や被験者の健康被害が生じた場合の補償に係る経費と数え挙げれば多種多様な経費がある．しかし，経費は無尽蔵に捻出できるわけではなく，一定のルールに則り，治験実施の契約内容に従って捻出されるものである．また，治験の経費は，常に社会的な公正さの中で捻出するものであり，その行為が社会的な責任を逸脱した場合，治験そのものが成立し得ないことも当然のことである（図2-19）．

- 開発費の中で，モニターが特に係る可能性がある治験の費用に係る項目についていくつか例示する（表2-8）．なお，医薬品開発業界にある「医薬品の臨床試験に係わる研究費等の取扱いに関する綱領」などについては，改めて確認しておくべきである．

- 例えば，GCP省令第13条（治験の契約）に規定されている治験依頼者と治験実施医療機関が取り交わす治験の契約に基づく項目であるが，モニターとしては，少なくともその細目にある表2-9にある内容について理解することになる．

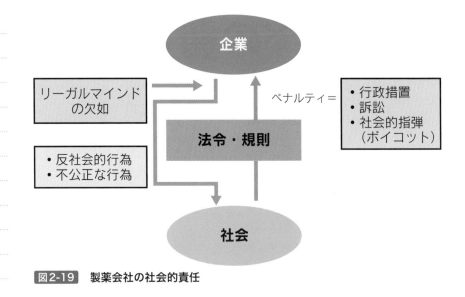

図2-19　製薬会社の社会的責任

表2-8　モニターが費用に係る業務の対応時期の事例

《治験開始時》
・審査費用（初回，継続等）
・研究費：ポイント算出表を用いて臨床試験研究費，治験使用薬管理経費の算出を行う．ポイント算出表を用いて，施設と協議を行う
・治験使用薬管理費，CRC費用，被験者負担軽減費，モニタリングおよびSDV実施費用等
《治験中》
・適切な時期に費用の請求があるか確認する
・請求書の内容が正しいかを確認する
《治験終了時》
・支払いが完了していることを確認する

●臨床試験研究経費以外の主な経費関係

①被験者負担軽減費

●治験に参加することによって，交通費など，被験者の経済的負担を減らすために，被験者に対して支払われる費用を指す．負担軽減費については，1998年に提言された「治験を円滑に推進するための検討会」の最終報告書で「治験参加に伴う物心両面の種々の負担を勘案した，社会的常識の範囲内における費用の支払いによる被験者の負担の軽減」とされている．

●被験者の不利益を救済するための制度であり，被験者を謝礼や経済的メリットを目的として治験への参加を誘因する支払いではないことを認識しなければならない．誤って使用された「協力費」という名称では，治験に「協力」してくれた「謝礼」「報酬」という誘因につなが

表2-9 一般的な治験の契約書に含まれる項目事例

項目	概要
臨床試験研究経費 （ポイント算出*表あり）	当該治験（治験実施計画作成に関する研究を除く）に関連して必要となる類似薬品の研究，対象疾病の研究，施設間の研究協議，補充的な非臨床研究，講演，文書作成，関連学会の参加費（学会参加に係る旅費は別途②旅費にて算出），モニタリング（治験計画書の範囲内）に要する経費などの研究経費
治験使用薬管理経費 （ポイント算出*表あり）	治験使用薬の保存，管理に要する経費，CRCの業務に要する費用等
委託料	当該治験に関連するIRB等*の速記委託，治験関係書類の保管会社への保存委託，CRC等治験関連職員の派遣などに要する経費
備品費	当該治験において求められている結果を導くために必要不可欠であり，かつ，当該施設で保有していない機械器具（保有していても当該治験に用いることのできない場合を含む）の購入に要する経費
管理費	技術料，機械損料，建物使用料，治験管理経費（症例検索のためのデータベース作成費など），その他①〜⑨に該当しない治験関連経費．上記経費（①〜⑨）の30%
事務費	当該治験に必要な光熱水料，消耗品費，印刷製本費，通信運搬費，IRB等*の事務処理に必要な経費，治験の進行の管理などに必要な経費．上記経費（①〜⑧）の10%
人件費	当該治験に従事する職員に係る人件費（給料，各種手当など）
謝金	当該治験の遂行に必要な協力者（専門的・技術的知識の提供者，IRBなどの外部委員）に対して支払う経費
旅費	当該治験の遂行に必要な旅費
原資料閲覧費用	モニタリング・SDV・監査に必要な経費
IRB審査費用	初回審査，継続審査等に必要な経費

*：ポイント算出：個々の治験について，要素ごとに該当するポイントを求め，そのポイントを合計したものをその試験のポイント数とする費用の算出方法がある．例えば，「合計ポイント数（全ての要素）×6,000円×症例数」と算出する．適切な契約上の算出が前提であり，当事者どうしの合意により汎用されている算出方法である．
IRB：institutional review board
CRC：clinical research coordinator

る印象もあり，現在では，「負担軽減費」の名称が定着した．

● 社会通念上から適切な負担軽減費を考慮する必要があり，さらに，被験者の負担については治験の内容により侵襲・苦痛，検査の内容などが異なる場合があり，治験依頼者との協議が必要な対象である．そのような背景もあり，GCP省令ガイダンス（第10条，第32条）で，被験者への支払いについての資料は，IRBの審査対象となっている．

②保険外併用療養費

● 国内では，保険制度の取り扱い上，健康保険では保険が適用されない療養を受けると，医療費の全額が自己負担となる前提がある．いわゆる，保険診療と自由診療を併用する「混合診療」は原則認められていない．

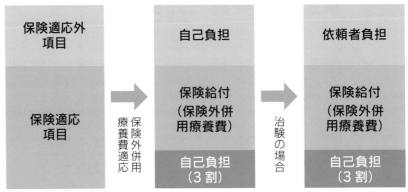

図2-20　治験における保険外併用療養費制度

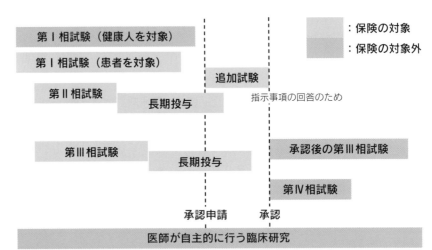

図2-21　治験における保険外併用療養費制度の対象期間と対象の試験

- ただし，治験にかかる診療は，保険診療との混合診療が認められている「保険外併用療養費」として保険診療に準じた保険給付の対象とされている．

- 通常の治療と共通する部分（診察・検査・投薬・入院料など）の費用は，一般の保険診療と同様に扱われ，その部分については一部負担金を支払うこととなり，残りの額は保険外併用療養費として医療保険から給付が行われる制度である．つまり，被験者の負担は，基礎的な診療部分に対する保険給付によって軽減された自己負担額のみであって，それ以外は，依頼者（企業）が負担することになる（図2-20）．

- なお，依頼者の負担は，治験対象の試験における治験期間（治験使用薬の投与開始から終了日まで）で，観察期用プラセボなどを服薬する場合は，これを含むことになっている．その対象期間中，依頼者（企業）は，治験期間のすべての検査・画像診断費用および治験使用薬の予定される効能・効果と同様の効能・効果を有する医療品の投薬，注射の費用を負担することになる（図2-21）．

《参考》高額医薬品時代の幕開けともいえるのが2014年の「免疫チェックポイント阻害薬」という，それまでになかったタイプの抗がん剤の発売である．それは，1人1年間あたり数千万円にのぼる薬価としても注目を集めた．近年では，2019年に発売された白血病やリンパ腫に対するCAR-T細胞療法という新しい治療に使われる薬がある．当時，1人1回しか使われない薬であったが，約3,349万円という当時最高額の薬価だった．そして2020年に登場した乳幼児向け難病治療薬は，公的医療保険での薬の価格（薬価）が1億6,707万円という国内最高額となり，日本で初めて「億超え」の国内最高額の新薬となった．

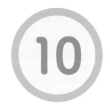

治験薬管理

- 治験における「組織体制」とは，「大まかな業務の流れ」（p.10）で示したように，GCPに沿った業務を行うために適切にして十分な人材を有し，かつ，組織および体制が確立していることが前提となる．

- 治験薬の製造管理，品質管理などに関する基準は，GCP省令第16条第5項および第17条第1項に規定される「治験薬を製造する際に遵守すべき適切な製造管理及び品質管理の方法並びに必要な構造設備に係る事項」を踏まえ，GMPに定められている．

- 治験薬の製造管理，品質管理の目的は，治験薬の品質を保証することであり，不良な治験薬から被験者を保護し，治験薬のロット内およびロット間の均質性を保証し，臨床試験の信頼性を確保することである．

- 治験薬が開発候補として絞り込まれた段階においては，当該治験薬と市販後製品の一貫性を，治験薬の製造方法および試験方法が確立した段階においては，当該治験薬と市販後製品の同等性を保証することで，市販後製品の有効性および安全性ならびに臨床試験の適切性を確保することである．

- 令和元年（2019年）に医薬品医療機等法の改正があり，その後，令和2年（2020年）8月31日付でGCP省令が改正された．その結果として，「治験使用薬」と「治験使用薬等」という新たな定義が示された．

GCP省令第2条（定義）

5　この省令において「被験薬」とは，治験の対象とされる薬物または製造販売後臨床試験の対象とされる医薬品をいう．

6　この省令において「対照薬」とは，治験または製造販売後臨床試験において被験薬と比較する目的で用いられる薬物をいう．

7　この省令において「治験薬」とは，被験薬および対照薬（治験に係るものに限る．）をいう．

8　この省令において「製造販売後臨床試験薬」とは，被験薬および対照薬（製造販売後臨床試験に係るものに限る．）をいう．

9　この省令において「治験使用薬」とは，被験薬（治験に係るものに限る．以下この項において同じ．）ならびに被験薬の有効性および安全性の評価のために使用する薬物をいう．

10 この省令において「治験使用薬等」とは，治験使用薬または治験使用薬と成分が同一性を有すると認められる薬物をいう．

《参考》

・被験薬：治験の対象とされる薬物であり，当該治験の試験成績をもって当該薬物の製造販売承認申請を目的とするものを指す．主たる被験薬とは，治験計画届出時に被験薬が1つの場合にはその被験薬を指し，複数の被験薬がある場合には，治験依頼者が選択した1つの被験薬を指す．治験の対象とされる薬物であり，当該治験の試験成績をもって承認申請資料とすることを目的とする．（治験計画届書に記載された薬物のうち，主たる被験薬の他，併用する薬物等であっても製造販売承認申請を要するものを含む．）

・治験使用薬：治験実施計画書において被験薬の有効性および安全性の評価に使用することを規定された被験薬，対照薬，併用薬，レスキュー薬，前投与薬等を指す．なお，治験使用薬は，その有効成分の国内外での承認の有無は問わない．

　ここで重要なことは，治験使用薬とは被験薬の有効性および安全性の評価のために使用し，治験計画届書および治験実施計画書において規定されたものになる．言うなれば，治験実施計画書で規定されていないような併用薬については，治験使用薬には該当しないことになる．

　また，治験において用いた被験薬・対照薬・併用薬・レスキュー薬等の副作用は当局への報告を必要とすることにも注意が必要である（ここで，併用薬すべてについて副作用報告が必要ということではなく治験実施計画書で規定された併用薬となることになる）．

（「治験の依頼をしようとする者による薬物に係る治験の計画の届出等に関する取扱いについて」薬生薬審発0831第10号：令和2年8月31日より抜粋，説明追記）

● 以上を踏まえ，以下のように規定される．

治験依頼者は，治験薬の品質の確保のために必要な構造設備を備え，かつ，適切な製造管理および品質管理の方法が採られている製造所において製造された治験薬を，治験依頼者の責任のもと実施医療機関に交付しなければならない．(GCP省令第17条)

● 実施医療機関における治験薬の管理責任は，実施医療機関の長が負うこと（GCP省令第39条）になり，実施医療使用機関の長は，治験依頼者による治験において，実施医療機関ですべての治験使用薬を適正に管理させるため，原則として，当該実施医療機関の薬剤師を治験薬管理者として選任する（図2-22）．

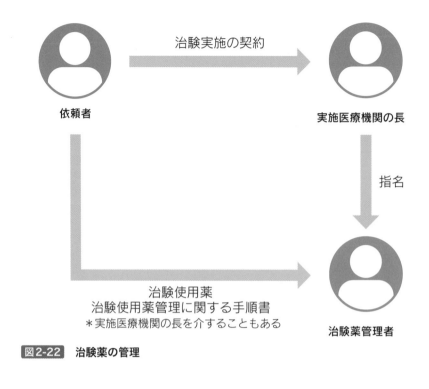

依頼者　　　　治験実施の契約　　　　実施医療機関の長

指名

治験使用薬
治験使用薬管理に関する手順書
＊実施医療機関の長を介することもある

治験薬管理者

図2-22　治験薬の管理

● 実施医療機関の長または治験薬管理者は，治験依頼者の定めるところ（治験使用薬の管理に関する手順など）により，また，GCPを遵守して治験使用薬を保管，管理することになっている．

● 治験実施前に行うモニターの治験使用薬管理

①治験使用薬管理に関する手順書の確認

● モニターは，治験依頼者が作成した治験使用薬管理に関する手順書の内容を確認し，熟知する．

②治験使用薬管理に関する手順書の内容（表2-10）

● モニターは，実施医療機関の長が指名した治験使用薬管理者およびその委任業務内容を，施設SOPや指名書で確認する．
● モニターは，治験使用薬交付までに治験使用薬の管理に関するSOPを実施医療機関に提出し，適正な治験薬管理を要請する．

③治験薬の交付

● 治験薬は依頼者の責任のもとに実施医療機関に交付される．このとき治験薬納品書の写しと治験薬受領書を入手する（図2-23）．
● モニターは，治験薬交付前までに，実施医療機関との契約が締結していることを確認する．
● 治験の契約が締結される前に，実施医療機関に対して治験薬を交付し

表2-10 治験使用薬管理に関する手順書に記載される主な内容

・治験使用薬：名称，剤形，成分，含有量，製造番号，保存条件，使用期限，包装形態および表示など
・治験使用薬の用法・用量
・治験使用薬の受領
・取り扱い
・保管・管理：治験使用薬管理表の作成と記録
・処方
・被験者からの回収（未使用治験使用薬）
・治験依頼者への返却
・その他の処分が適切で確実に行われるために必要な指示

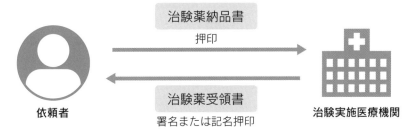

図2-23 治験薬交付時の文書の取り交わし事例

てはならない（GCP省令第11条）．

● 運搬業者などの第三者を介して交付を行ってもよいが，その際モニターは，第三者と治験薬管理者間での調整を行う．また，治験薬の出庫・入庫，交付，回収に係る手順書を十分に理解しておく必要がある．

　なお，交付に際して温度管理が必要な場合には，配送段階での温度逸脱について確認すること．もし，逸脱している場合には，依頼者に連絡し，適切な対応をとること．

● 航空便にて輸送を行う際は特に注意が必要となる．注射剤などの液体の治験薬を機内に持ち込む場合は液体物検査の対象となり，開披検査ができない場合は機内持ち込みができない．また，機内に持ち込む場合は，「治験薬（治験）」という文言が記載された書類が必要である．詳細については，JALのホームページ（www.jal.com/ja/flight/safety/airport/baggage.html）を参照されたい．

● 治験実施中に行うモニターの治験使用薬管理

①治験薬の使用状況の確認

● 医療機関での治験使用薬の取り扱いおよび保管・管理が治験使用薬の

表2-11　温度管理の例

確認対象の例	日本薬局方における温度に関する定義	
・温度計があるか ・温度管理表があるか ・遮光されているか　など	「標準温度」	20℃
	「常温」	15〜25℃
	「室温」	1〜30℃
	「微温」	30〜40℃
	「冷所」	別に規定するもの のほか，1〜15℃ （凍結しないように）

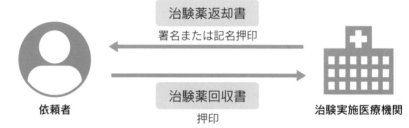

図2-24　治験薬回収時の文書の取り交わし事例

管理に関するSOPに従って実施されており，医療機関での治験薬の保管・管理が適切に記録されていることを確認する．不備があれば指摘する．

● 例えば「室温保存」の治験使用薬であっても，定義に合った温度管理が必要である（表2-11）．

● 治験使用薬の保管・管理記録の写しを入手する際は，被験者氏名・カルテ番号などの被験者個人識別可能な情報がマスキングされているか確認の上，入手すること（被験者の個人情報を持ち出してはならない）．

②治験使用薬の回収

● 治験薬回収の際には，治験薬および治験薬返却書を入手し，治験薬回収書を提出する（図2-24）．可能な限り，残薬と処方記録等の整合性を確認すること．不備があれば指摘するとともに，不備内容について依頼者に連絡し，適切な対応をとること．

● 治験実施中に定期的に治験使用薬を回収する場合や，すべての投与終了後にまとめて回収する場合がある．

温度管理

治験は，製造販売承認申請に必要な臨床試験の試験成績に関する資料の収集を目的としています．臨床試験の成績と聞いて，「効果があったorなかった」「○○の数値が下がったor変化しなかった」などを連想される方が多いと思います．自分たちの予想に反した結果が出た場合，なぜだろうか？とデータを見直すことでしょう．その際，「有効成分の劣化はなかっただろうか？」「検体が溶血して結果が変わっていなかっただろうか？」などと考えては後の祭りです．ここではそうならないように，治験に必要な「治験薬」と「検体」の品質管理について紹介したいと思います．

治験薬

治験薬は，GMP施設で製造後，医療機関に輸送され，投薬まで保管庫で保存されたのち，ボランティアに投薬されます．ここで品質に最も影響する因子が「温度管理」です．治験薬概要書に治験薬の安定性について記載がありますが，治験薬は安定性が得られている条件下で品質を保っています．そのため，投薬されるまでの包装条件（遮光，気密等）と温度条件（冷凍，冷蔵，室温）を守らなければ正確な治験結果を得ることはできません．製造機関から医療機関へ，医療機関の保管場所から投薬までといった間の治験薬の取扱いについて見てみましょう．

輸送中の温度については，治験薬に同梱される温度計の記録で確認することができます．このとき，輸送が終わってから温度を確認するだけではいけません．終わってから，「温度が条件を逸脱していました！」では品質が担保できていないことになります．あくまで温度記録を確認するということは，後ろ向きの作業で，その間の品質を担保するだけです．前向きの作業として，輸送するための保冷ボックス性能（梱包箱内温度の耐久時間）確認など，輸送前に逸脱しないような策を講じる必要があります．

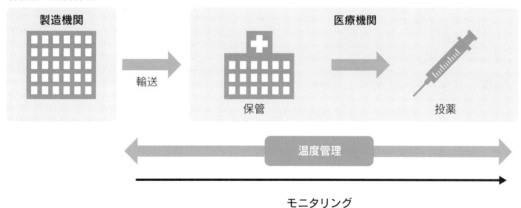

治験薬の温度管理

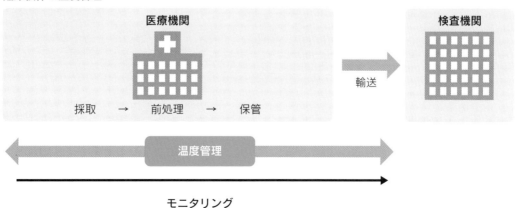

臨床検体の温度管理

医療機関では，治験薬を適切に管理するため，SOP（標準操作手順書）を作成し，保存温度については校正された温度計を使用して結果を記録しています．治験薬の管理は，ボランティアに投薬されるまで行わなければなりませんが，医療機関のSOPを見ると，保管に関するSOPは充実しているものの，保管庫から出した後の取扱いについてのSOPが不十分なケースもあります．投薬されるまでの品質担保をどのように行うかを医療機関の担当者と事前に打ち合わせておく必要があります．

検体

臨床検体は，生体試料採取後，血清分離などの前処理，医療機関の保管庫で一時保存したのち，検査（測定）機関に送付されます．臨床検体の管理は，生体試料採取から検査機関が受領するまで行わなければなりません．そこで，皆さんは事前に生体試料中での測定対象物質の安定性情報を入手し，適切な温度で管理されていたか確認する必要が出てきます．前処理については，分離の際の温度条件，一時保存中の温度については，保管庫の温度計の記録，検査機関への輸送については，温度計を同梱することで確認することができます．

治験の検体は大変貴重なものです．何かの失敗でもう一度得られるものではありません．そのため，品質を維持するために，確認作業よりも前もって条件を逸脱しない手立てを講じることが重要です．

（澁澤幸一）

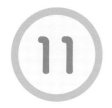

スタートアップミーティング

- ●「スタートアップミーティング」とは，一般的には治験実施の契約後，治験依頼者・責任医師・分担医師・治験薬管理者・治験実施部署の看護師・CRC・医事課・その他の関連部署が出席して行われる治験開始前の会議を称している（ 図2-25 ）.
- ●医療機関において円滑に，効率よく治験を実施するためには，治験責任医師との十分な打ち合わせおよび関係各部署との調整が必要かつ必須であることから，本ミーティングが行われる.
- ●本ミーティングにより，当該治験関係者全員の理解・意思統一が図られる.結果として，モチベーションの高揚，（契約）期間内の目標症例数到達，そして，最終的に適切なモニタリングの実施と高品質な治験データを取得することにつながる.
- ●本ミーティングは，規制上要求されている会議ではない.その名称は，「治験説明会」「キックオフミーティング」あるいは「イニシエーションミーティング」とも称され，一般的には治験事務局が運営・開催している.なお，技術革新が進展する中，会議に一定の形式はなく，非接触リモートワーク形式の会議を効率よく導入する検討もなされている.
- ●本ミーティングへの参加者は，治験実施計画書などの内容によって異なるが，必要に応じて，薬剤部，看護部，臨床検査部，放射線診療部などへの説明会を実施することが考えられる（ 図2-26 ）.

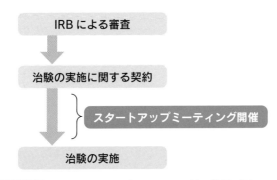

図2-25　スタートアップミーティングの位置づけ
IRB：institutional review board

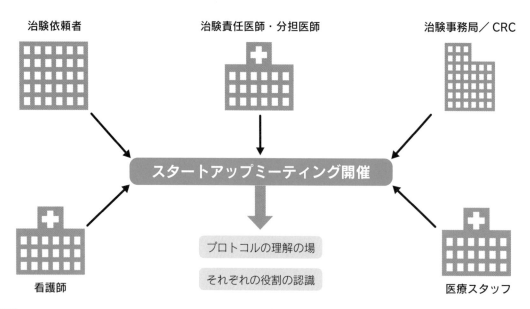

治験依頼者　　　治験責任医師・分担医師　　　治験事務局／CRC

スタートアップミーティング開催

看護師　　　　　　医療スタッフ

プロトコルの理解の場

それぞれの役割の認識

図2-26　スタートアップミーティングの参加者とその目的

表2-12　スタートアップミーティングにおける一般的な確認事項

- ・被験者スクリーニング（選択基準に適合・被験者識別コードの設定）
- ・同意の説明，取得（同意説明書および改訂版の保存・管理を含む）
- ・治験開始前の検査実施（選択・除外基準の確認の徹底）
- ・症例登録センターへの連絡方法（登録システムを使用している場合）
- ・治験使用薬投与方法と院内処方名，併用薬・併用禁止薬・併用禁止治療
- ・評価・検査項目，実施方法とスケジュール
- ・治験全体の中止基準
- ・有害事象発現時の対応と健康被害補償の手順
- ・直接閲覧（SDV）の実施とモニタリングの実施方法
- ・症例報告書の回収時期（EDCシステムを使用した場合の入力および電子署名など）
- ・被験者募集広告：紹介方法，予約の取り方
- ・その他必要な事項の質疑応答　など

● 本ミーティングの開催は，治験の進め方についての最終確認の場である．したがって，ミーティングでの確認内容が治験の成功，治験の順調な進捗へとつながる．

● 本ミーティングでは，治験実施計画書の説明を中心に，具体的手順を徹底して理解するべきである．例えば，表2-12 に示した内容を一般的に確認すべきとされている．

● 本ミーティングは，限られた時間内で必要な項目を必ずしもすべて確認できないことも考えられるが，いくつかの具体的な確認項目についても留意しておくべきである（表2-13）．

● 実施医療機関のSOPなどでスタートアップミーティング（説明会）

表2-13　**スタートアップミーティングでの確認に含むべき留意点**

・治験実施計画書上で理解しがたいこと（遵守の重要性）が予想される点
　➡選択基準，除外基準，治験責任医師・CRC／院内スタッフの業務フロー，被験者のスケジュールの理解による被験者対応とその管理，臨床検査の実施，投与方法の明確化
・症例報告書（紙CRFおよびEDCシステムの利用）上で理解しがたいことが予想される点
　➡記載・転記／記入マニュアル，修正・訂正／マニュアル原資料，ワークシート
・同意・説明文書上で理解しがたいことが予想される点（初版同意説明文書および改訂版による再同意等対応）
　➡同種同効薬との違いと差別化，他の治療，補償の考え方
　➡保険外併用療養費
・診療録（カルテ）上で理解しがたいことが予想される点
　➡原資料の特定，記載・ワークシール，修正・訂正，医事病名（保険病名）
　➡施設特有の記号，電子カルテとの整合性（紙CRFおよびEDCシステム利用）
　➡有害事象と副作用の明確化
・直接閲覧（SDV）時に注意すべき点
　➡矛盾記録の作成
・治験全体を通して注意すべき点
　➡院内システム，被験者プライバシーの保護，有害事象・品質管理・情報交換の共有化，モニタリング報告書
・事例紹介

の手順が規定されているとは限らない．したがって，依頼者（モニター）側は，治験事務局を含む関連各部署を訪問し，医療機関内のすべての関係者を集めての説明会が必要なのか，各部署ごとの説明会を行うのかを確認すべきである．また，説明会で円滑に話を進めるためには，事前に各部署にて院内業務に関する打ち合わせを行っておくべきである．特に，責任医師および分担医師の予定を最優先させた上で日程および時間を調整すべきである．

●モニターは，スタートアップミーティングを実施することで治験の目的やスケジュール管理を医療スタッフと共有することができ，治験の科学性や信頼性の大切さを知る上での一助となる．

●スタートアップミーティングを通じて被験者が当該治験にどのように関わっていくかの方向性を見出し，被験者の当該治験への参加のモチベーションアップにつながるのではないかと考える．

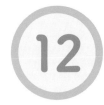

症例エントリーの推進

- 「症例エントリー」とは，被験者を治験に組み入れることである．
- まず，治験責任医師の立場で治験のエントリーについて考えてみる．例えば，外来に来院している患者を治験にエントリーする場合，まず，治験実施計画書の診断基準，選択基準，除外基準に照らし合わせて問題ない患者に対して，インフォームド・コンセント（正しい情報を理解した上での自由意志による同意を取得）を行い，その後のスケジュール確認を行う．同時に，通常診療とは異なる臨床検査依頼，治験薬の処方，治験協力費などの業務支援を他の医療スタッフへ依頼する．さらに，患者がエントリーされれば，CRFへ患者の状態の経過を記載する．以上のことを考えると，積極的に治験を実施する際に生じる難しさを想定しておかなければならない．
- 一方，治験では，その試験で得られたデータの妥当性を確保するために，必要な症例数が決められている．そのため，モニターの立場では各施設で症例エントリーを推進するために，治験責任医師などに働きかけ，症例が集まらない実施医療機関については，策を講じなければならない．
- 症例エントリーの推進は，モニターにとって重要な業務の一つである．これから紹介する事例については，治験全体の促進（例えば，治験ネットワークの利用，治験施設の追加など）ではなく，経験のあるモニターであれば誰でも実践していることではあるものの，モニターが実際に担当する医療機関における施策として，治験開始前，治験実施中に分けて紹介する．

● 治験開始前

- 治験実施責任医師，治験協力者（CRCなど）に対して，治験実施計画書の理解促進と症例確保のための補助として，候補患者の洗い出しを行う．
- **治験実施計画書の理解促進**

　治験責任医師などに対して，治験実施計画書の要約版，治験スケジュール（観察・検査の予定），患者ごとの来院スケジュール表，使い

やすいCRF作成・修正マニュアルなどを提供し，当該治験の理解を深める．モニターは可能であれば，治験責任医師，治験分担医師，CRC，薬剤部などを一堂に会し，あるいは状況に応じて，個別に上記資料などを用いて勉強会を開催する（もちろん，治験契約締結後に行うスタートアップミーティングも含む）．モニターにとって，忙しい医療関係者と相互の意識を共有化し，信頼関係を早期に築くことは，最も重要なことになる．

● **候補患者の洗い出し**

治験契約手続きを行っているなか，可能な治験実施医療機関においては，症例確保のための補助として，治験責任医師（または治験責任医師の了解の上，CRC）にカルテ上で当該治験実施計画に合致する患者の洗い出し（スクリーニング）を依頼する．具体的には治験契約締結後，速やかに症例エントリーができるようあらかじめ用意した患者スクリーニング用チェックシートを利用し，症例確保のための補助として，候補患者のリストアップを依頼する．

《参考》スクリーニングの実施について，治験責任医師等が患者データベースを保有している場合には，データベースから治験の選択・除外基準に合わせて，病名や使用薬剤で検索を行い，被験者スクリーニングリストを作成するように治験責任医師等に依頼する．また，実施医療機関において，電子カルテから直接，被験者のスクリーニングを実施し，被験者スクリーニングリストを作成するように治験責任医師等に依頼するなど，モニターは積極的に当該治験の候補患者数を把握する必要があると考える．

● **治験実施中**

● 症例の登録がスムーズな医療機関（治験責任医師）に対して，必要以上の症例エントリー促進のアプローチは逆効果になる場合があるので，気を付ける必要がある．一方，スムーズに症例エントリーが進まない医療機関（治験責任医師）に対しては，なぜエントリーが進まないかの原因を確認するとともに，原因に応じた施策を講じる．

したがって，モニターは医療機関のスタッフと協力して，治験責任医師に対して無理のないような範囲で被験者スクリーニングや症例登録の促進を行うことで，依頼された症例数を完遂しなければいけないという意識を治験責任医師が持てるように促すことが望ましい．また，このような取り組みを通じて，症例登録が進むことによって，今まではプラスアルファの余計な仕事と感じていた治験責任医師等がやり甲斐と達成感を持てるようになれば，結果としてモチベーションの向上

にもつながると考えるため，モニターとしての行動（治験開始時期の対応）が非常に重要と考える．

●症例エントリーが進まない原因として，例えば以下の5点が考えられる．

① 当該治験実施医療機関に候補患者がいない
② 競合する企業の治験を同医療機関で実施している
③ 当該治験の類似薬が発売され，新規に採用されている
④ 治験実施責任医師などの協力が得られない
⑤ 薬剤部，検査および医事課部との連携がスムーズではない

●原因に対応した施策

施設選定を念入りに行っていれば，上記のような原因で症例エントリーが進まないケースを未然に防止することができると考えられる．ただし，いざ治験がスタートした段階で上記の原因でエントリーが進まず，いろいろな施策を施しても進まないようであれば，早々に治験依頼者と協議し，当該医療機関での治験を中止することも考慮すべきである．

●候補患者が少ない場合

まず，治験責任医師および治験分担医師の担当患者数をCRCなどから確認し，治験実施医療機関における新患患者数およびその治験分担医師など，治験実施医療機関内の新患患者の流れを把握する．その結果，候補患者の診察に複数の医師が関与する場合には，それぞれの医師から紹介してもらうようなチーム編成を組むよう治験責任医師に依頼する．

さらに推進するためには，以下のような方法で被験者募集を行うこともある．

① 院内の待合室などに，被験者募集のポスターを貼る
② 病院のホームページに被験者募集の広告を出す
③ 新聞や折り込みのチラシに，被験者募集の広告を出す

上記のように被験者募集を行う場合，使用するポスターや広告などはIRBでの承認を受ける必要がある．

●治験責任医師などが多忙であったり，複数の治験が進行していたりで，当該治験に協力が得られない場合がある．そのような場合に何といってもモニターは治験責任医師，治験分担医師，CRCとのコミュニケーションをよくするように努め，早期に信頼関係を構築することに努力を惜しまないことである．まず治験責任医師に対して，モニターは

当該治験薬の存在意義，特に治験薬が既存の治療薬より有効性，安全性の面から優れている可能性があること，場合によっては新たな治療法になることなどを説明し，理解を得る．また，海外での開発状況（発売，承認など）や当該治験の他の医療機関での進捗状況，他の治験薬の開発状況（わかる範囲で）など，常に新しい情報を伝えるようにする．

参考事例として治験責任医師等に対して，以下のことが考えられる．

・当該治験の対象被験者をイメージしやすいような資料（選択基準・除外基準を具体的な表現にする）を作成し，提供する．
・被験者登録におけるフローチャート（例えば，候補被験者が外来受診した場合，誰が誘導して，同意説明の補助を実施し，治験責任医師へ連れていくのか，入院する場合にはどのような手続きが必要か，負担軽減費の支払等について医事課などに確認し，フローチャートに加える）を作成し，提供する．
・ニュースレターの発行（全国の登録数状況，有害事象発生状況，逸脱状況，当該治験領域のトピックス等）について，毎月，メール等で治験責任医師等に連絡する．なお，ニュースレターなどを治験責任医師へ連絡する方法としては，メール以外にはセキュリティなどを配慮した上で外部のインターネット上にホームページを必ず持つことやブログ，ソーシャルネットワーキングサービス（SNS：Facebook，LINE，Instagram等）を利用することも一つの方法である．

● 治験責任医師は当該治験領域の専門家であるため，最低でもモニターは，担当する医師の所属学会（可能であれば学会に参加して，医師の発表などを拝聴する）を確認あるいは発表されている論文を読むことで，専門知識を習得する．また，スケジュールの関係などでなかなか学会などに参加できない医師などに対しては，治験関係以外の最先端の情報なども提供できるようにする．

● 治験責任医師との信頼関係を築くことは，間接的に症例エントリー促進につながる可能性があるため，モニターの心構えとして，日ごろから医師とのコミュニケーションをスムーズに行えるよう努力することが必要と考える．

● 治験が長期間に及ぶ場合には，患者に対して，治療の啓発パンフレットや疾患周辺資料などを配布して，脱落を防ぐ工夫も重要なポイントとなる．

● 症例エントリーが早く進んだ場合，予定していた治験期間より早期に

治験を終了させることができる．さらに，担当する施設で早期に契約症例数を満了した場合，モニターは治験責任医師と協議し，追加で症例エントリーを行うこともある．その場合には，契約症例数の追加手続きを行う必要があるため，症例の進捗状況の把握は，モニターにとって重要な事項になる．なお，症例エントリー数は，統計学的検討の結果によって治験実施計画書で設定しており，また，実施可能数を踏まえて治験の契約を締結していることを忘れてはならない．

医療機器の治験

日本の小惑星探査機「はやぶさ2」は，2010年に小惑星「イトカワ」の微粒子を地球に持ち帰った初代「はやぶさ」の後継機です．その「はやぶさ2」は，2020年12月6日，52億km，6年間に及ぶ宇宙の旅を経て，世界で初めて小惑星「リュウグウ」内部の岩石の採取に成功したとみられるカプセルを持って地球に帰還しました．そして，その「はやぶさ2」は，軌道を変更して小惑星「1998KY26」探査へと再び旅立ちました．2031年7月の到着を目指し，総飛行距離は100億kmに達する見込みとのことです．「太陽系の成り立ち」や「生命の起源」をめぐり，新たな発見につながるか，今後の分析が注目されています．その歴史的な快挙には，日本の町工場の高い技術力や強い思いも大きく貢献したとされています．

そして，「はやぶさ」「はやぶさ2」と続いて世界をリードし，国際的にも評価されている日本の高い技術力，その技術力を持つ日本の医療機器開発の現況についても若干言及することにします．例えば，2020年にパンデミック（世界的な大流行）に至った新型コロナウイルス感染症（COVID-19）の治療対応における人工呼吸器や人工心肺装置も世界で不足することが懸念された状況でした．よく知られていることですが，日本は診断機器分野で一定の国際競争力を確保する一方，治療機器分野では国際競争力が弱いという現状です．事実として，2020年のパンデミック前までの診断機器分野における超音波画像診断装置，MRI，CTでは3割程度，内視鏡では9割以上の市場を占めていました．一方，治療機器分野では日系企業は総じて国際競争力が弱く，例えば，人工関節，ステント，放射線治療装置，腹膜透析装置，心調律管理装置は，市場の9割以上を外資系が占めていました．結果として，日本国内における医療機器開発のターニングポイントを気づかされた関係者も多かったようです．

それでは，ここから治験に目を向けてみます．まず，PMDAの報告による承認審査（通常品目に係る平成29年度と平成30年度の承認品目）を見ると，新医療機器での24件と36件に対し，新医薬品では66件と66件とあり，必ずしも双方とも多いとはいえない審査状況でした．

医療機器の開発においても医薬品開発と同様に，国際環境を踏まえた開発を進めています．当然，治験を

計画し推進する担当者は，国内規制を理解，遵守し，1日でも早く承認を獲得し，市場で使用できるように努力しています．医療機器の開発に係る治験を行うには，医薬品開発と同様に国内のGCP省令に従うことになります．若干混乱するかもしれませんが，『医薬品』開発におけるGCP省令とは別に「医療機器の臨床試験の実施の基準に関する省令」，いわゆる『医療機器』GCP省令が定められています．医療機器，医薬品，もう一つ，再生医療製品も加えた3つの開発対象に対して，それぞれ別途のGCP省令が定められています．そのいずれも，個別のGCP省令第一条のガイダンスに『治験は，ヘルシンキ宣言に基づく倫理的原則及び本基準を遵守して行うこと』とあります．各国でそれぞれ定めている治験関連の規制は，ICH-GCPに基づいています．つまり，ヘルシンキ宣言に基づいています．略号であるICHの公式なタイトルをよく見ると，"INTERNATIONAL CONFERENCE ON HARMONISATION OF TECHNICAL REQUIREMENTS FOR REGISTRATION OF PHARMACEUTICALS FOR HUMAN USE"であり，"Guideline for Good Clinical Practice ICH E6 （R2）／ICH Consensus Guideline" です．つまり，ICHは，国際的な『医薬品』開発の視点で確認された内容であって，『医療機器』については，その医薬品開発を踏まえた検討から生まれたものです．

当然ながらGCP省令の前提として法律があります．それは，よく知られているように，かつての『薬事法』，そして，それが改正された現在の法律名『医薬品，医療機器等の品質，有効性及び安全性の確保等に関する法律』（「医薬品医療機器等法」などと略称で述べられることが多い）です．その中で，一貫して『治験』の法律上の定義があります．具体的には，医薬品医療機器等法の中で『「治験」とは，（・・・以下中略・・・）の規定により提出すべき資料のうち臨床試験の試験成績に関する資料の収集を目的とする試験の実施をいう．』とあります．

しかし，その法律や省令を確認しただけでは医療機器開発の概要を知ることが難しいといえます．詳しくは，紙面の関係もあることから別途の機会に説明しますが，少なくとも知っていただきたい医療機器に係る特徴的な法的側面を簡単に述べておきます．

まず医療機器は，**表1**に示す通り，リスクに応じて

表1　医療機器のリスクによる分類

医薬品医療機器等法による分類	リスクによる医療機器の分類 Japan Medical Device Nomenclature （JMDN：医療機器一般名称リスト）	
一般医療機器	クラスⅠ （極低リスク）	不具合が生じた場合でも，人体への影響が軽減であると考えられるもの （例）対外診断用機器，鋼製小物，歯科技士用用品，X線フィルム
管理医療機器	クラスⅡ （低リスク）	生命の危険または重大な機能障害に直結する可能性は低いと考えられるもの （例）画像診断機器，血液回路，消化器用カテーテル，電子内視鏡，手術用手袋
高度管理医療機器	クラスⅢ （中リスク）	不具合が生じた場合，人体への影響が大きいもの （例）透析器，人工骨，人工呼吸器，放射線治療器
高度管理医療機器	クラスⅣ （高リスク）	患者への侵襲性が高く，不具合が生じた場合，生命の危機に直結する恐れがあるもの （例）ペースメーカー，人工心臓弁，ステント

表2　医療機器の分類，承認・認証の区別，許可

医薬品医療機器等法による分類	リスクによる医療機器の分類	認証／承認（審査）／届出	販売業許可
一般医療機器	Ⅰ	届出（自己認証）	不要
管理医療機器	Ⅱ	認証（認証基準有）：第三者認証機関承認（認証基準なし）：PMDA審査	届出不要
高度管理医療機器	Ⅲ	認証（認証基準有）：第三者認証機関承認（認証基準なし）：PMDA審査	必要
高度管理医療機器	Ⅳ	承認：PMDA審査	必要

〔参考：登録認証機関12機関（令和2年2月29日現在）〕

4つに分類されています．

　医療機器開発においては，すべて「治験」の実施を求められているわけではありません．簡略にまとめてみると，医療機器は表2に示した通り，そのリスクに応じて，それぞれに必要な手順（承認・認証・届出制度）が求められます．補足すると，医薬品医療機器等法では，厚生労働大臣が基準を定めた「登録認証機関」が認証（「第三者認証」）を行う制度があります．その制度では，治験ではなく認証によって高度管理医療機器，管理医療機器または体外診断用医薬品（「指定高度管理医療機器等」という）を製造販売することができます．

　また，医療機器の承認（審査）・認証維持の要件として，医薬品医療機器等法に従ったQMS（Quality Management System）省令も知っておくべきです．QMS省令（医療機器及び体外診断用医薬品の製造管理及び品質管理の基準に関する省令）は，医療機器の承認・認証維持の要件でもありますが，医薬品において

てはそのような省令はありません．

　以上は，製品単独で流通させる目的で実施する開発に係る概略です．ところが，すでに日本はもちろん，国際的にも「コンビネーション製品」を視野に開発の領域を広げています．例えば，コンビネーション製品の定義について，『コンビネーション製品の承認申請における取扱いについて」（平成26年10月24日付け薬食審査発1024第2号，薬食機参発1024第1号，薬食安発1024第9号，薬食監麻発1024第15号通知．以下「コンビネーション製品通知」という）』では，「二以上の異なる種類のものを組み合わせて一の医薬品，医療機器または再生医療等製品として製造販売する製品（以下「コンビネーション製品」という.）」とされています．今後，例えば，ロボット技術，ICT（Information and Communication Technology／情報通信技術）などの技術革新を踏まえた開発が進展することも予測されています．コンビネーション製品にも注目されている時代といえます．

　多種多様な産業分野で「日本の技術力は負けていない」との声が従来からあります．当然ながら，今後の技術革新の急展開が推察される中，国際環境に対応できる多くの法制度を含めた開発戦略の整備が進むことは確かです．医療機器開発分野においても，日本の新たなイニシアチブを持ち得る開発環境の整備が進むことを期待しています．

（相澤　篤）

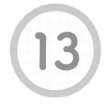 # 原資料の直接閲覧, SDV

● モニターによる直接閲覧の目的は,「臨床試験の信頼性の確保」である. 直接閲覧では, GCPおよび治験実施計画書（プロトコル）に従って治験が適切に実施されていることや, CRFのデータがカルテなどの原資料と整合していることを確認することが必要になる.

● 原資料とは被験者に係るカルテ, 看護記録, 治験薬の投与記録, 検査伝票などの医療機関に保管されているすべての医療記録である.

● **直接閲覧**

　モニターが実施医療機関へ出向き, 原資料を直接に閲覧（原資料の内容を実際に目視で確認すること）することである. 倫理的および科学的な治験の適切な実施およびデータの信頼性などを検証する作業で, 治験における最も大切な作業の一つである.

　直接閲覧の対象には,「治験に係る文書」なども含まれるが, 本項では,「治験に係る文書」などの直接閲覧に関する内容は含めない.

《参考》ICH-GCPの翻訳に従えば,「1. 用語の定義（GLOSSARY）」がある.

　1.21　直接閲覧　Direct Access

　治験の評価に重要な記録や報告を検証, 分析, 確認し, 複写することを許諾すること. 直接閲覧を行ういかなる者（例えば国内外の規制当局ならびに治験依頼者のモニターおよび監査担当者）は, 被験者の身元および治験依頼者に帰属する情報に関する秘密の保全を図るため, 適用される規制要件に従って, あらゆる妥当な予防措置を講ずる.

　なお, 直接閲覧という用語については, 和訳の影響で若干の整理が必要である. 端的に言えば, 直接閲覧にはDA（Direct Access）とSDV（Source Data/Document Verification）の和訳がある. SDVが原資料とCRFの照合とされ, DAは, ICH-GCPの定義の通りである. つまり, DAは, 登録時の適格性の確認, 必須文書保存の確認, そして, SDVを含めた対象であるとされているが, もう少し一般的な理解に基づいた内容として次の通り追記する.

● **SDV（source data verification）**

　モニターが直接閲覧によって, CRFのデータと原資料に記載され

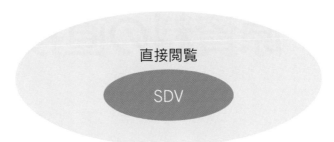

直接閲覧

SDV

図2-27　直接閲覧における SDV の範囲

表2-14　直接閲覧による確認ポイント

・被験者の同意取得の手順について問題はないか（同意書の保管状況，同意の時期など）
・被験者の適格性に問題はないか（選択基準に合致しているか，除外基準に抵触していないかなど）
・治験実施計画書を遵守しているか（併用薬／併用療法に問題はないか，検査項目の漏れ，実施時期に問題はないかなど）
・有害事象の有無とその対応（医学的判断に基づいているか，処置などは適切に実施されているか，被験者の安全性に問題はないか）
・原資料間での記載内容と整合性など

た内容を相互に照合することにより，整合性を確認することである（**図2-27**のようにSDVは直接閲覧に含む）.

● **原資料の特定**

　モニターは直接閲覧の実施に先立って，何が原資料であるかの特定を行う．特にモニターの視点としては，カルテ（現在，過去）の存在や他科の診療の有無，入院・外来，看護記録などが存在するか，カルテ以外に原資料が存在するかを確認する必要がある．

《参考》GCP省令第2条（定義）ガイダンス
「原資料」とは，治験の事実経過に係る情報や症例報告書等の元となる文書，データおよび記録（例：病院記録，診療録，検査ノート，メモ，被験者の日記または評価用チェックリスト，投与記録，自動計器の記録データ，正確な複写であることが検証によって保証された複写物または転写物，マイクロフィッシュ，写真のネガ，マイクロフィルムまたは磁気媒体，エックス線写真，被験者ファイルおよび治験に関与する薬剤部門，検査室，医療技術部門に保存されている記録等）をいう.

● **治験実施計画書（GCPなど）の遵守状況の確認**

　モニターは直接閲覧によって，治験が適切に実施されているかどうかを確認する（**表2-14**）．問題点を発見した場合には，速やかに治験依頼者ならびに治験責任医師などに問題点を報告し，改善策などの

対応の協議を行う．

● **モニター目線での確認ポイント（主なもの）**

- 同意は適切に取得されているか（同意書の保管状況，同意説明文書の版数管理と適切な時期に取得されているか）
- 被験者の適格性に問題ないか（選択基準および除外基準に抵触していないか．合併症や臨床検査値に問題ないか）
- 治験スケジュール通りに調査・検査が実施されているか（検査項目の漏れ，許容範囲に検査が実施されているか）
- 併用薬（併用治療）に禁止薬等が投与されているか（併用薬と合併症と整合性がとれているか）
- 有害事象の内容，上げ漏れに問題ないか（有害事象に対して，適切な治療がされているか．転帰は回復まで観察されているか．自宅所見，検査値等に異常がみられていないか．異常がみられている場合には有害事象として評価されているか．併用薬に追加，用法・用量に変更があるか．変更されている場合，その理由が有害事象によるものか．被験者の安全に問題ないか）
- 原資料内の記載に矛盾はないか（同意取得時の日付：登録日に矛盾はないか．有害事象の発現日とその治療開始日に矛盾はないか）

● **原資料間での整合性の確認**

SDVでは，CRFのデータとカルテなどの原資料との整合性を確認する．実施に当たって，CRFの元となるデータを以下の視点で特定する．

> ① CRFの元となるデータは，原資料のどこに記載されているか．
> ② 原資料の中にCRFデータの元となり得るデータが複数存在する場合（例えば，入院中の体温，血圧など）は，どのデータが採用されているか．

● **紙CRFと原資料の整合性の確認（EDCシステムを利用した場合も基本的には同様）**

モニターはCRF回収時（または回収後，EDCシステムの場合には医療機関での入力後）に，SDVによって「CRFと原資料に矛盾がないこと」を確認する（**図2-28**）．

その際，CRFの内容が原資料と整合しているか，原資料の記載内容が漏れなくCRFに記載されているかの2つの視点から確認するとともに，モニターは，治験実施計画書通りにCRFのデータが記載されているか，その内容に矛盾はないかも確認する．

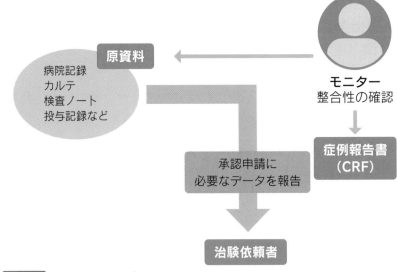

図2-28　SDV における確認

● **モニター目線での確認ポイント（主なもの）**

・「CRF」⇒「原資料」：原資料からCRFへ転記ミス（EDCシステムの場合には入力ミス）はないか．すべてのデータにおいて，整合性はとれているか

・「原資料」⇒「CRF」：有害事象，併用薬，合併症（カルテには多くの病名が記載されているがその中には保険を通すための病名：保険病名が記載されているので，取り扱いには必ず，治験責任医師等の確認が必要となる）の記載に漏れがないか

・SDVを実施する際には，事前に確認するポイント（チェックリスト）を作成し，確認漏れがないようにすることも必要と考える．

● **症例報告書（CRF）**

CRFの詳細については，「症例報告書（CRF）の回収・点検・修正」の項（p.118）で触れる．

● **今後のSDVの方向性**

例えば，ICH-E6（R2）ガイドラインが取りまとめられ，品質管理および品質保証を包括する概念である「品質マネジメント」や，リスクに基づくモニタリングに係る記載が盛り込まれたこと等に伴い，GCPガイダンスを改正した（令和元年7月5日付け薬生薬審発0705第3号厚生労働省医薬・生活衛生局医薬品審査管理課長通知）．その別添として，「リスクに基づくモニタリングに関する基本的考え方」が取りまとめられたが，2020年からのCOVID-19感染拡大終息後にさらなる変化が推測される．

なお，すでにさまざまな改良がなされているリモートSDV（remote

SDV／オフサイトモニタリングの手法）*は，実施医療機関を訪問せずに行う手法である．そして，2020年からのCOVID-19感染拡大期を契機にますます進展すると考えられている．モニターとしては，実施医療機関におけるSDV予約枠の事前確認はもちろん，web会議を利用する通信環境の事前確認が求められることになる．

＊：現状，遠隔でSDVを行えるリモートSDVは，治験実施医療機関に赴き直接原資料を閲覧するSDVと比較して，専用の閲覧スペースの不要化やモニタリングの効率化，費用の削減などのメリットがある一方，閲覧資料が本当に原資料であるかどうかの真正性確保やアクセス・セキュリティ確保などが課題である．

《参考》リモートSDVが利用可能なシステムのポイント

・遠隔から閲覧する資料を原資料として取り扱いが可能になり，原資料について被験者情報がすべて閲覧可能

・インターネット環境が整備された場所であれば，専用の部屋を整備せずとも利用が可能

・SDVにおけるさまざまな規制要件やガイドラインに合致したシステムを構築，信頼性の確保ができるシステム

　以上のことから，SDVの考え方，治験責任医師を含む実施医療機関の実施体制整備，環境が変化し，効率化が進むことが期待される．

● モニターは直接閲覧を行うことによって，被験者の個人情報を見聞きすることになる．業務上，知り得た個人情報について守秘義務があり，被験者のプライバシーを保護しなければならない．そのためにもGCPなどの関連法規および施設SOPなどをしっかりと遵守し，手続きや閲覧資料の取り扱いに注意する必要があり，その手順書も理解することが大切である．

《参考》GCP省令第4条（業務手順書等）第1項ガイダンス

　治験依頼者は，治験が開始される前に，治験に関連するすべての施設および原資料等のすべての治験関連記録について，治験依頼者によるモニタリングおよび監査，ならびに治験審査委員会および規制当局による調査のための直接閲覧が可能であるようにすべての関係者との合意を得ておく必要があり，これに関する規定を手順書に定めておくこと．

参考資料

1) 「リスクに基づくモニタリングに関する基本的考え方について」事務連絡，平成25年7月1日．
2) 「SDVの効率化検討」日本製薬工業協会　医薬品委員会　臨床評価部会資料，2009年4月．
3) 「リスクに基づくモニタリングに関する基本的考え方について」，薬生薬審発0705第7号，令和元年7月5日《本通知に伴い，平成25年事務連絡は廃止》

Monitoring Room

再生医療の臨床試験・倫理審査

　再生医療に関する法律については，平成26年（2014年）11月25日より施行された「再生医療等の安全性の確保等に関する法律」（平成25年法律第85号．以下「再生医療法」），さらに平成26年11月25日に薬事法が改正された「医薬品，医療機器等の品質，有効性及び安全性の確保等に関する法律」（昭和35年法律第145号．以下，医薬品医療機器等法）があります．

　医薬品医療機器等法下では「再生医療等製品」の開発・承認を目指した治験を規制しています．一方，再生医療法は，臨床研究または自由診療（治療）として再生医療等を提供することを規制する法律となっています．以下，再生医療法下での審査等について記載します．

　「再生医療法」の趣旨は，「再生医療等の迅速かつ安全な提供等を図るため，再生医療等を提供しようとする者が講ずべき措置を明らかにするとともに，特定細胞加工物の製造の許可等の制度等を定める．」というものです．再生医療法における「再生医療等」は以下の通り定義されています．

次に掲げる医療に用いられることが目的とされている医療技術であって，細胞加工物を用いるもの
① 人の身体の構造または機能の再建，修復または形成
② 人の疾病等の治療または予防
※治験や再生医療等製品の承認内使用，生殖補助医療等，政令で規定される医療技術は除かれる．

　また，「臨床研究法」（平成29年法律第16号）が平成30年4月1日より施行されました．再生医療法には研究も含まれているため，臨床研究法の施行に伴い，臨床研究法と整合性を図るため，「再生医療等の安全性の確保等に関する法律施行規則」（平成26年厚生労働省令第110号．以下「省令」）が平成31年4月1日に改正されました．この改正により，臨床研究に使用される再生医療等製品が未承認・適応外使用の場合には，臨床研究法は適用されず，再生医療法の対象となります．

　リスクに応じて，iPS細胞を用いる等の第1種，体性幹細胞を用いる等の第2種，体細胞を用いる等の第

3種と，再生医療等技術が分けられています．

　第1種と第2種は「特定認定再生医療等委員会」，第3種は「認定再生医療等委員会」での審査を受けて，厚生労働大臣へ提供計画を提出します．さらに，第1種は90日間の実施制限期間があり，その間に厚生労働大臣が厚生科学審議会の意見を聴いて安全性等について確認し，基準に適合していない場合は変更命令が下されます．

　再生医療等提供計画を作成して委員会へ申請するのは医療機関の管理者となりますが，種別によって委員会を選択して申請します．委員会は，全実施医療機関に設置義務はないため，日本全国どこの機関の委員会にも審査を依頼することができますが，委員会ごとに審査経験に差があったり，規模の違いがあったり，審査料の違いがある等さまざまです．

　「特定認定再生医療等委員会」と「認定再生医療等委員会」は，審査する再生医療等技術のリスクも異なりますので，委員構成要件も違いますし，委員会成立についても要件が異なります．また，どちらの委員会においても新規の審査の場合は，技術専門員の評価を必要とします（変更審査等は必要に応じて）．技術専門員とは，委員会から依頼をうけ，評価書を用いて科学的観点から意見を述べる者であり，審査等業務の対象となる疾患領域の専門家および生物統計の専門家その他の再生医療等の特色に応じた専門家をいい，委員会の委員が技術専門員を兼任して評価書を提出することもできます．

　「研究」と「治療」では書類が異なります．「治療」は厚生労働省各種申請書作成支援サイトにて様式第1の2を作成し，ほかの必要書類を作成・添付して申請します．「研究」は特定臨床研究と同じシステムであるjRCTにて様式第1を作成し，ほかの必要書類を作成・添付して申請します．

　「研究」も「治療」も共通の法の下で規定されているという点が，ほかの研究や治験関連の法律・規則と最も異なる点かと思います．「研究」については臨床研究法に再生医療に特化した内容がプラスされているというイメージです．ただし，単純にプラスされているわけではなく，例えば，臨床研究法では研究責任医師が申請・実施の責任者であってその下に分担医師または歯科医師がいます．そのため研究責任医師は，認

定臨床研究審査委員会の意見を聴いた後に，特定臨床研究の実施の可否について，当該医療機関の管理者の承認を受けなければなりません．一方，再生医療法の場合は，医療機関の管理者（提供機関管理者）が申請・実施の責任者であって，その下に実施責任者，さらに分担医師または歯科医師がいるので，別途医療機関の管理者への許可手続きは不要です．

このように，臨床研究法とも異なるところがあり，もちろんGCPとも「人を対象とする医学系研究に関する倫理指針」（平成26年文部科学省・厚生労働省告示第3号）とも異なるので，計画書を作成する際も記載必須事項が異なりますし，文言の表記も異なります．

再生医療法は，ほかの法律同様，法律→政令→省令→通知→事務連絡という規制体系にあります．これをすべて読んで理解しなければなりません．正直，文書だけを読んでも理解するのは難しいです．厚生局や厚生労働省へ問い合わせることもしょっちゅうです．CROやSMOが支援して作成された書類は法律等に基づきしかも整理された書類であることが大半であるので，とても読みやすく審査も行いやすいです．反対に，忙しい臨床現場の医師・歯科医師が法律等をどれだけ熟読しているのか，難しく遠回し的な表現があり，す

べて理解するには時間を要するので大変だろうと思います．申請にあたって作成する書類の種類が多いので，書類を作成するにも一苦労だと思います．その結果，例えば書類作成途中で検査項目を1つ追加しようとした場合，研究計画書にだけ記載して，すべての書類に追記しないので矛盾が生じていたり表記がバラバラだったりすることが多々あります．

われわれ委員会事務局において，こういった書類の不備が無いように，提出された書類すべてに目を通し，整合性をチェックしたり誤字・脱字をチェックしたりすることも業務の一つでありますが，とても時間がかかる作業です．書類を作成される先生方には，ぜひコピー＆ペーストを活用していただきたいですし，読み返しも実施していただけるとありがたいです．

また，委員会事務局が苦労するのは委員会委員の出席率です．成立要件を満たさないとならないのですが，昨今の社会情勢により，テレビ会議システムを使用した会議というものが主流になり，その結果，委員の出席率が高くなり安堵しております．

最後に．まだまだ，知識不足で不慣れな点もありますが，経験を積んでより一層精進してまいります．

（佐藤真由美，白戸 崇）

＜参考＞提供計画申請に必要な書類
○研究の場合は様式第1再生医療等提供計画，治療の場合は様式第1の2再生医療等提供計画を，以下の資料を添付して厚生労働大臣に提出．
(1)　認定再生医療等委員会意見書
(2)　提供する再生医療等の詳細を記した書類（研究の場合は研究計画書）
(3)　実施責任者および再生医療等を行う医師または歯科医師の氏名，所属，役職および略歴（研究に関する実績がある場合には，当該実績を含む．）を記載した書類
(4)　細胞提供者および代諾者に対する説明文書および同意文書の様式（細胞提供者と再生医療等を受ける者が一致する場合でも作成することが望ましい．）
　　再生医療等を受ける者に対する説明文書および同意文書の様式
(5)　再生医療等提供計画に記載された再生医療等と同種または類似の再生医療等に関する国内外の実施状況を記載した書類
(6)　特定細胞加工物を用いる場合，再生医療等に用いる細胞に関連する研究を記載した書類
(7)　特定細胞加工物を用いる場合，特定細胞加工物概要書，特定細胞加工物標準書，衛生管理基準書，製造管理基準書および品質管理基準書
(8)　再生医療等製品を用いる場合，再生医療等製品の添付文書等
(9)　特定細胞加工物の製造を委託する場合，委託契約書の写しその他これに準ずるもの
(10)　個人情報取扱実施規程
(11)　モニタリングの手順書および監査の手順書（手順書を作成した場合）
(12)　研究の場合，利益相反管理基準および利益相反管理計画
(13)　統計解析計画書（研究の場合で計画書を作成した場合）
(14)　その他：この他に，特定細胞加工物を用いる場合は，省令第97条第4項に規定されている細胞培養加工施設毎に11種類の手順書を作成して保管しておく義務がある．
[（出典「再生医療等の安全性の確保等に関する法律」第4条，「再生医療等の安全性の確保等に関する法律施行規則」第27条，「再生医療等提供計画等の記載要領等の改訂について」（平成31年4月26日事務連絡）]

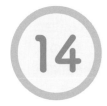
カルテの見方

● 近年の医療環境の変化に伴い，カルテも形態・内容が変化し，医師個人のための記録から，薬剤師はもちろん，看護師などのすべての医療チームあるいは患者，CRCまで，医療従事者すべての「患者個人の疾病の経緯」資料として位置付けられている．その背景として，かつての紙媒体のカルテから電子カルテ（Electronic Medical Record：EMR）が多用されるようになったことも後押しとなっている．そして，施設を越えた診療情報のネットワーク化が可能となった．なお，紙カルテであっても電子カルテであっても記録する内容に違いはないが，その書式は公的に統一されたものではなく，実施医療機関によって異なるものである．

● 治験では，被験者のデータを解釈することが極めて重要である．このためには，治験責任医師／分担当医師が記載した診療録（カルテ）を適切に読解し，解釈しなければならない．しかし，診療録の記載は専門性が高く，解釈するのは決して容易ではない．

● **カルテ（診療録）に求められること**

国内では，診療録の記載については，医師法第24条第1項にて「医師は，診療をしたときは，遅滞なく診療に関する事項を診療録に記載しなければならない」と規定されており，診察後速やかに診療録を記載することとなっている．

また，『診療情報の提供等に関する指針』（平成14年10月：第2版）にある「診療録の正確性の確保」の項では，診療録の正確性の確保が示されている．

> 《参考》診療情報の提供に関する指針（第2版）から診療情報の提供，診療記録の正確性の確保に関して抜粋
>
> 3　診療情報の提供
>
> 3－1　診療情報提供の一般原則
>
> 　a　医師は，患者に対して懇切に診療情報を説明・提供するよう努める．
>
> 　b　診療情報は，口頭による説明，説明文書の交付，診療記録等の開示等，具体的状況に即した適切な方法により提供する．
>
> 3－3　診療記録等の開示による情報提供

　　a　医師および医療施設の管理者は，患者が自己の診療録，その他の診療記録等の閲覧，謄写を求めた場合には，原則としてこれに応ずるものとする．

　　b　診療記録等の開示の際，患者が補足的な説明を求めたときは，医師はできる限り速やかにこれに応ずるものとする．

5　診療記録の正確性の確保

　○医療従事者等は，適正な医療を提供するという利用目的の達成に必要な範囲内において，診療記録を正確かつ最新の内容に保つよう努めなければならない．

　○診療記録の訂正は，訂正した者，内容，日時等が分かるように行われなければならない．

　○診療記録の字句などを不当に変える改ざんは，行ってはならない．

7　診療記録の開示

(1)　診療記録の開示に関する原則

　○医療従事者等は，患者等が患者の診療記録の開示を求めた場合には，原則としてこれに応じなければならない．

　○診療記録の開示の際，患者等が補足的な説明を求めたときは，医療従事者等は，できる限り速やかにこれに応じなければならない．この場合にあっては，担当の医師等が説明を行うことが望ましい．

(2)　診療記録の開示を求め得る者

　○診療記録の開示を求め得る者は，原則として患者本人とするが，次に掲げる場合には，患者本人以外の者が患者に代わって開示を求めることができるものとする．

(1)　患者に法定代理人がいる場合には，法定代理人．ただし，満15歳以上の未成年者については，疾病の内容によっては患者本人のみの請求を認めることができる．

(2)　診療契約に関する代理権が付与されている任意後見人

(3)　患者本人から代理権を与えられた親族およびこれに準ずる者

(4)　患者が成人で判断能力に疑義がある場合は，現実に患者の世話をしている親族およびこれに準ずる者

さらに個人情報保護法では以下のように定められている．

第28条　本人は，個人情報取扱事業者に対し，当該本人が識別される保有個人データの開示を請求することができる．

2　個人情報取扱事業者は，前項の規定による請求を受けたときは，本人に対し，政令で定める方法により，遅滞なく，当該保有個人データを開示しなければならない．ただし，開示することにより次の各号のいずれかに該当する場合は，その全部または一部を開示しないことができる．

①　本人または第三者の生命，身体，財産その他の権利利益を害するおそれが

> ある場合
> ② 当該個人情報取扱事業者の業務の適正な実施に著しい支障を及ぼすおそれ
> がある場合
> ③ 他の法令に違反することとなる場合
> なお，この「個人事業取扱事業者」というのが，医療機関のことで，「本人」
> というのは，患者のことになる．

● さらに，「医師および医療関係職と事務職員との間などでの役割分担の推進について」では，以下の通り一定条件のもとで，医師に代わって事務職員が診療録の記載を代行することが可能であることが示されている．

> ・診断書，診療録および処方箋は，診察した医師が作成する書類であり，作成責任は医師が負うこととされているが，医師が最終的に確認し署名することを条件に，事務職員が医師の補助者として記載を代行することも可能である．

● カルテの役割として以下のことが挙げられる．

---

① 診療内容の記録（医療活動の証拠）
② 良い診療を進めるための参考資料（継続診療）
③ 医療保険請求の原票
④ 臨床教育・研究の資料
⑤ 法律上の義務（医事紛争上の証拠）
⑥ 公務所提出書類の証拠

● **カルテへの記録について**

診療録は，患者の症状，身体所見，検査所見，診断，治療について，時系列的に記録する方式がとられている．

診療の目的は，患者の心身，健康上の問題解決であることから，診療録の形式は，収集した症状，所見，検査結果から分析対象とした診療情報が何であったか，その分析評価から診断に至った論理課程について明確に記載できるものであり，問題解決のプロセスの記載にも適したものであることが望まれている．

このように問題解決の方法の1つとして，L.L.Weedが提唱したものが問題解決志向型システム（Problem-Oriented System）と呼ばれるシステムで，一般にPOSともいわれている．POSを実施するための1つの方法として，SOAP（ソープ）形式による診療録がある．SOAPはPOSの考え方によって得られたデータを内容ごとに分類・整理した上で，次に示すようにS，O，A，Pの4つの項目に分けて考える分析方法でもある．

> S Subjective　主観的情報，データ：患者の話（自他覚所見）
> や病歴
>
> O Objective　客観的情報，データ：身体診察・検査から得られ
> たデータ
>
> A Assessment　上記，SとOの内容・情報を分析した総合的な
> 評価，診断
>
> P Plan　上記三者をもとにした治療方針（治療計画，治療内容），
> 生活指導

《参考》一般的に国内で使われている「カルテ」という名称は，明治時代の日本が主にドイツから医学を学んだことの影響で，ドイツ語のKarteと表現することが多いが，独和辞典でのKarteが診療記録という訳語はなく，ラテン語のcartaに由来し，英語のcardとある．そして，医療関係者の常識であるカルテ，「診療録」，medical recordは，同義語である．

● ALCOA原則について

原資料は，一般診療の一環として作成される「診療録」と，治験特有の「記録」に大別される．治験特有の「記録」には，治験実施計画書が求める「治験カルテ，ワークシート，治験薬処方記録，CRCのメモ，患者日誌など」が該当する．

米国食品医薬品局（FDA）では，原資料（紙，電子など，媒体にかかわらず）に求める5つの基本要素を挙げており，それらの頭文字をとって一般的に「ALCOA（アルコア）原則」と呼ばれている（表2-15）．

《参考》治験の効率化に関する報告書からの抜粋（厚生労働省医政局研究開発振興課長通知：平成23年6月30日医政研発0630第1号）

4-3-4．モニタリング業務（直接閲覧を含む）の効率化

実施医療機関は，データの発生源である自らが正確かつ完全なデータを収集し，データの品質を管理する体制を整備する．その方策のひとつとして，ALCOAに基づいたデータ収集手順，CRCによる業務分担を含めたローカルデータマネージャー（LDM）の配置・活用を考慮する．

● ALCOA-CCEAについて

さらに欧州医薬品庁（EMA）は，ALCOAに以下の要素CCEAを加えた，ALCOA-CCEA を求めている（表2-16）．

前述の医師法や通知によって診療録に求められることは，ALCOA-CCEA の Attributable(帰属性)，Contemporaneous(同時性)，Accurate(正確性)，Complete(完全性)に相当する．すなわち，一般診療で作成される診療録においても，治験の原資料とほぼ同様な要件が求められているといえる．

表2-15　ALCOA原則

Attributable （帰属性）	帰属/責任の所在が明確である	データの記録者が明確である．データを観測，記録，訂正した個人を特定し，たどることができる
Legible （判読性）	判読/理解できる	誰もが間違いなく簡単に読み取ることができる
Contemporaneous （同時性）	同時である	データが発生してからできるだけ速やかに記録する．日付をたどって記録してはならない
Original （原本性）	原本である	最初に記録したもの．複製物や転記したものではない．すべての原本を保存する．データは適切な書類に記録する
Accurate （正確性）	正確である	誤りがなく，完全である．治験実施計画書などの手順に従っている

表2-16　ALCOA-CCEA

Complete （完全性）	完結している	―
Consistent （一貫性）	矛盾がない	原資料内の記録に矛盾がない．ほかの原資料との矛盾がない
Enduring （耐久性，普遍性）	永続的である	消去できない筆記具で記録する．紛失を避け，損傷や劣化が最小限である適切な環境で，定められた期間，保存する　原本の印字が時間の経過とともに薄くなる書類は，Certified Copy（原本と同一であることが保証されている複写物）を作成し，原本とともに保存する
Available when needed （要時利用可能）	必要時に取り出せる	保存期間中を通して，必要なときに速やかに取り出せる

表2-17　カルテの記載内容

- 被験者の氏名
- 被験者の生年月日，住所，職業，家族構成
- 保険証番号
- 既往歴
- 診断名
- 症状および経過
- 処方
- バイタルサインなど

● **カルテの見方**

　カルテは患者一人ひとりごとに作成されており，カルテには 表2-17 に示す事項が記載されている．

● **電子カルテについて**

　医業の一極集中性による多忙さもあり，しばしば記載方法は医師間

で異なり，その内容も不十分なことがある．また，略語や中途半端な
外国語など独自のカルテ用語や筆記形式における元来の悪筆のため「読
めない，読みにくい」ことが多いなど問題点がある．そこで，問題点
を解決するために電子カルテが導入されている．

● 電子カルテのメリットとして以下のことが挙げられる．

・医療情報の確実な保存，改ざんの防止
・データベースを共有化することにより異なる部署間や医療機関
　間における患者情報の共有
・調剤，検査，会計事務の迅速，確実化

● 電子カルテにもデメリットがあり，以下のことが挙げられる．

・フォーマットが画一化されており記載が不十分となりやすい
・診療中の煩雑な作業，コンピュータ入力に伴う医師と患者間の
　コミュニケーションの希薄化
・個人情報の漏洩の危険性
・費用（導入費用，メンテナンス費用）

カルテ記載項目の確認の意義

● 被験者の氏名，生年月日，住所，職業，家族構成
・被験者本人のカルテを確認するため
● 保険証番号
・生活保護者に対しては保険外併用療養費の対象外のことを説明してい
　るか確認するため
・生活保護者が被験者負担軽減費を受け取ってしまうと，収入となり生
　活保護から外れる可能性があることを説明しているか確認するため
● 既往歴
・有害事象（副作用）または合併症なのか判断するため
● 症状および経過
・現在の体調はどうなのか
・新たな症状が発現した場合には，原疾患，合併症などの関連性はどう
　か
・検査値の異常はみられないか
● 診断名
・本治験に適合しているか（適合していない場合は逸脱となり，被験者
　の安全性に問題が出る）
・保険病名，処方内容，検査内容との関連性の確認

● 処方
・現在, 薬を服用しているか
・服用しているならどのような薬か
・服用している薬が併用禁止薬に当たらないか
・服用している薬がある場合, 合併症, 予防投与との関連性の確認
● バイタルサイン
・脈拍, 心拍数, 血圧, 体温の変動により有害事象の確認
● 有害事象
・有害事象が発現している場合, その処置 (適切な治療, 治験薬の休薬・
　中止など), 重症度の判断, 因果関係の判断
● 現在の被験者の安全性を確認することが重要. そのためにもカルテの
　構成を知っておく必要がある.

採血時期と採血者

治験では治験実施計画書で定められたスケジュールに従い、治療、観察、検査、評価などが行われます。ここでは、医療機関および治験での採血について述べます。

採血者

採血は医師、看護師および臨床検査技師が行うことができます。医療機関の規模や診療科などの違いにより、メインとなる採血者が異なります。

採血の場所

医療機関で採血が行われる場所は、採血室、処置室、病室、診察室などです。

通常診療での採血

● 通常診療の中で行われる採血の多くは臨床検査用であり、これは疾病の診断、治療方針の決定、症状や治療効果の確認などを目的としています。

● 外来患者の採血は来院の際に行われるため、その時間帯はまちまちです。

● 入院患者の採血はルーチン業務として朝に行われることが多いですが、医療機関ごとにその時間帯は異なり、患者の空腹時（朝食前）に行う場合もあれば、朝食後に行う場合もあります。これは医療機関内に臨床検査の測定設備があるか否か、あるいは看護師や臨床検査技師の人数などによって医療機関ごとに決められています。

治験での採血

● 治験で行われる採血の目的はいくつかありますが、主な内容は以下の通りです。

① 治験参加前（スクリーニング検査）

・被験者としての適格性（選択基準を満たし、除外基準に抵触しないこと）を確認するための臨床検査用採血

② 治験参加後（治験治療開始後）

・被験者の安全性（有害事象の有無や転帰）を確認するための臨床検査用採血

・被験者の血液中の薬物やその代謝物の濃度を測定するための検体採取用採血

● 複数の医療機関で実施する治験では、施設間の測定値のばらつきをなくすため、多くの場合は各施設で採取された検体が中央測定機関に収集され、一括で測定されます。

● 大学病院など、大きな医療機関では、一般的に採血室で臨床検査技師が採血しています。また、治験では通常の診療とは異なる検査キットを使用することがあります。そのため、このような医療機関での治験の採血は、採血方法や採血後の処理方法を熟知した臨床検査技師が行っています。

● Phase I 試験や生物学的同等性試験など、血中薬物濃度の測定が目的となる治験では、治験薬投与後の経過時間も正確に把握する必要があるため、採血スケジュールが分刻みで細かく管理されます。

上記のように、採血は医療機関ごとに行う時間、場所、スタッフが異なります。治験の採血ではスケジュール、条件、処理方法などが治験実施計画書や手順書で定められているため、モニタリングではこれらが正しく実施されているか確認することも必要でしょう。また、それ以上に、治験実施計画書を作成する際には治験参加施設の実情を十分に考慮しておくことが大切です。実施不可能な採血を盛り込んだ計画書を実施すれば、モニタリングで違反を確認することになります。

（鈴木健夫）

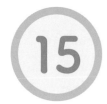

臨床検査値の見方

● 臨床検査とは

● 臨床検査は，生理機能検査と検体検査に大別される．生理機能検査は心電図や脳波など患者自身の機能を調べる検査であり，検体検査は血液・尿・便・組織など，患者から採取した検査材料（検体）について性状や成分を定性的あるいは定量的に調べる検査である．

● 例えば患者が来院した場合，医師が一般的に行う手順として，医師が患者に口頭で症状について問診し，患部を触って様子を見たり，体温・血圧・脈拍などを測定したりと，体の状況を把握する．その過程の中で，臨床検査は病因，感染原因，障害を受けている臓器の検索，障害の程度や治療効果の判定を行うために，客観的，科学的根拠を与える手段となる（図2-29）．

● そして，モニターが係る臨床試験では，臨床検査値を収集する目的として，以下のことが考えられる．

> ① 被験者のスクリーニング（選択・除外基準）
> ② 臓器毒性を早期に検出することによる被験者の保護
> ③ 治験薬による生理学的な効果，潜在的な毒性の発見

● 臨床検査値をみる上で，その評価として重要なことは，臨床検査値の変動が有害事象の症状・徴候の一つとして取り扱われることである．

● 臨床検査の検査結果をモニターが確認する上で，基準範囲，基準値について理解しておかなければならない．

　検査のデータを判断する際の一般的な目安となるものに，基準範囲（基準値）がある．検査を受けた人が病気であるのか，問題ないのか

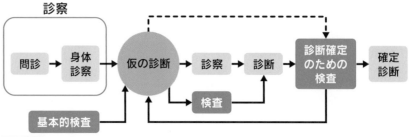

図2-29　患者に対する初期治療のための検査のステップ事例

を判断するために臨床検査を参考としている．

● 基準範囲（基準値）について

● 臨床検査値の基準範囲（基準値）は，統計学的に算出した数値範囲を示す．病気がなく健康な人の集団としての健常者の測定結果を集計すると，通常，図2-30のように左右対称の山型になる．このうち，極端に高い数値2.5％と低い2.5％を除き，この平均値をはさんだ健常者の95％が含まれる範囲を一般的に基準範囲（基準値）として用いている．言い換えれば健康な人であっても5％の人が基準値から外れることになる．ひとつの検査だけを見て判断するのではなく，検査結果を総合的に見て判断する必要がある．

　健常者の検査結果であるため，かつては「正常範囲（正常値）」と呼ばれていたが，現在では「基準範囲（基準値）」が一般的である．正常範囲という言葉には，あたかも「健康状態の指標である」などの多くの混乱や誤解があり，最近では使用されなくなっている．

● なお，臨床検査値の変動は，そもそも病態によるもの，生理的な要因によるもの，技術的な要因によるもの，および治験薬投与によって生じるものがある．この変動した臨床検査値が基準値範囲外に逸脱した場合，それが生理的な原因による変動なのか，あるいは何らかの原因で起きた異常変動なのかを判断する必要がある．治験薬の安全性評価と関連して，異常変動と薬物との因果関係の検討が必要となる．このため，生理的変動か異常変動かの判断は重要となる．

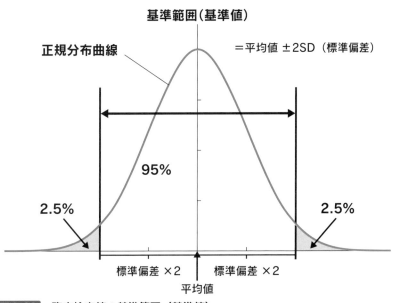

図2-30　臨床検査値の基準範囲（基準値）

- 臨床検査値が基準範囲から逸脱しているという判断の中には，治験薬投与前（baseline）からいくつ変化したかという具体的な数値基準で定める方法や，baselineからの○○倍あるいは基準範囲の上（下）限の○○倍と定める方法などがあるが，最終的には治験実施計画書の中で定めることが一般的である．

- 臨床試験に参加する対象は，通常患者であり，疾患対象によっては，来院時点において基準値から大きく離れた値があることも容易に想像できるはずである．したがって，必ずしも基準値で経過を判断できない事例も多く，医師の判断が必要となる．

- 血液学的検査の場合

  ① 白血球：身体を細菌やウイルスから守る働きがある．細菌感染による炎症などで上昇する．

  　【基準値*】3,500〜9,500個／μL

  ② 血小板：出血したときに，血を止める働きがある．減少すると血が止まりにくくなる．

  　【基準値*】14万〜35万個／μL

  ③ ヘモグロビン：赤血球の大部分がヘモグロビンで，鉄を含み酸素を運ぶ．貧血の診断に欠かせない．

  　【基準値*】男性：13.7〜17.6g／dL，女性：11.2〜15.0g／dL

  （*基準値：日本人間ドック学会 判定区分2013年5月2日改訂版）

- 各検査には上記のように基準値の範囲がある．しかし，基準値を超えているケースでも異常値（一般的には臨床的に問題となるような値，臨床試験では治験実施計画書で定めた値）とは判断されない場合，または基準値の範囲であるが異常値として判断される場合がある．

- **図2-31** は初めから基準値を超えているケースで，この患者はもともと基準値より高い．しかし，一定の値となっているため，プロトコルの規定で異常値と判断されない場合がある．

- **図2-32** はどの日付の検査でも基準値を超えていない．しかし，6/15から6/22の間に急激に値が上昇しているため，対象患者の病態によって異常値と判断される場合がある．

- 基本的に，検査値の異常か否かについては医師が決定する．しかし，モニターとしてはプロトコルで対象となる患者の病態について知り，検査値変動を見る目を養う必要がある．

●精度管理について

- 例えば，治験において求められる精度管理に関して，「治験における臨床検査等の精度管理に関する基本的考え方について」（平成25年7

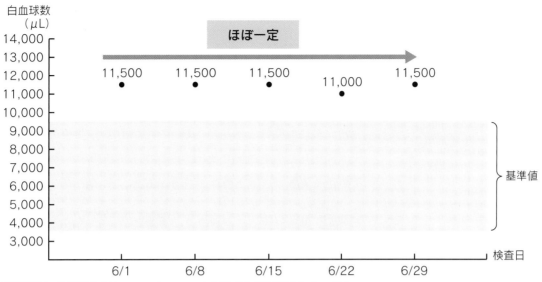

図2-31　基準値を超えているケースでも異常値とは判断されない場合

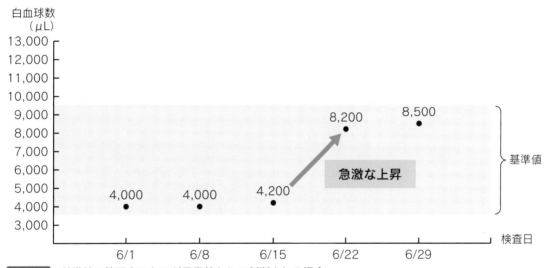

図2-32　基準値の範囲内であるが異常値として判断される場合

月1日 事務連絡）では，「治験の科学的な信頼性および被験者の安全
性を確保するために，検査データの信頼性を確保することは，非常に
重要である．また，治験および臨床研究の国際化に伴い，本邦で測定
された検査データが海外の規制当局等で使用される機会が増加してお
り，国際的整合性を踏まえた上で，検査データの信頼性を確すること
が重要である」としている．

● また，医療機関においては，検査精度は個々の検査室に依存している
場合が多いが，検査データの信頼性の確保について対外的に説明可能
な体制を構築するように努める必要がある．

● その後，GCP省令では，下記の対応が求められている．

GCP省令第4条（手順書）ガイダンス

治験依頼者は，治験に係る検体等の検査機関（実施医療機関の検査室等を含む.）において，検査が適切に実施されて治験に係るデータが信頼できることを保証するため，当該検査機関における精度管理等を保証する記録等を確認すること.

なお，確認すべき検査の範囲や具体的な確認方法は，各検査データの当該治験における位置づけ（主要評価項目であるかどうか等）を考慮し，治験依頼者と実施医療機関との間で取り決めること.

《参考》「治験における臨床検査等の精度管理に関する基本的考え方について」からの抜粋

3．中央一括測定の活用について

　現在，多くの治験において，治験検体の中央一括測定が実施されている．中央一括測定の利点として測定施設間の精度差がなくなり検査方法や基準範囲を統一できる，標準化された手順書に基づいて検査が実施されることで，常に一定の品質を確保することができる，比較データの信頼性が担保できる等がある．例えば，同じ検体を用いた検査であっても，測定原理や測定装置が異なれば測定値にも差が生じるため，治験における主要評価項目に関する検査の標準化は極めて重要であり，中央一括測定の活用が考慮されるべきである．

　一方，中央一括測定を活用する際の留意点として，中央一括測定に適さない検査項目（血球数，尿検査，血液ガス等の検体採取後速やかな測定を要する検査項目）については適切な精度管理体制の下，医療機関内で測定することを検討すべきである．また，被験者の安全性を確保するために測定される検査項目についても，必ずしも中央一括測定を実施する必要はない．

5　治験における臨床検査等精度管理に関する基本的考え方

　医療機関で測定された検査データが国際的に使用される機会の増加に伴い，検査データの信頼性の確保が必要とされる状況を踏まえ，治験における臨床検査等精度管理に関する基本的考え方を示す．

・検査の精度管理は，治験に係わる検査であるか否かにかかわらず，非常に重要な課題である．各施設は適切な品質管理システムの導入や外部認定の取得等により，自施設の検査の精度を対外的に確保できる体制を積極的に検討する．

・当該検査データが評価上極めて重要な位置づけにある場合（主要評価項目等）には，第三者機関による認証等を取得している検査機関において，国内外の規制当局の要求事項も満たす高い精度管理体制の下，中央一括測定を行う．

・中央一括測定に適さない項目や被験者の安全性を確保するために測定する項目は，適切な精度管理の下，各医療機関で測定する．

・国際共同治験や医師主導治験をはじめとした治験または臨床研究を積極的に実施している医療機関では，当該医療機関の検査精度を確保するため，ISO15189等の外部評価による認定を取得する．

・治験依頼者や自ら治験を実施しようとする者による測定等に用いた機器の校正・保守点検記録の確認の必要性は，治験における当該評価項目の重要度に応じて判断すべきである．

・精度管理や校正・保守点検に関する記録については，必要時に確認できるよう，治験の記録としても適切に管理できる体制が必要である．

Monitoring Room

中央検査

　治験における臨床検査データは，ボランティアの安全性の確保や治験の科学的信頼性を保証する上で，非常に重要であることは言うまでもありません．

　臨床検査データの品質は，「精度管理等を保証する記録等を確認すること」（医薬品GCPガイダンス第4条第1項および第15条の2第1項），日米EU医薬品規制調和国際会議（ICH）で定めたガイドライン（ICH E6）においても，医学的検査，臨床検査等に関する証明書，合格証，確立された品質管理あるいは外部機関による品質評価等の文書の確認が求められています．そのために，臨床検査機関は，品質を向上させるための精度管理体制を導入し，検査精度の向上に努めています．また，一部の検査機関は，検査サービス全体を含めた品質保証システムを構築し，ISO15189を取得しているところもあります．

　このような背景のなかでも，同じ検体を複数の検査機関で検査を行った場合，測定原理，試薬や測定機器の違いにより，必ずしも臨床検査データが一致しないケースがあります．そこで，治験検体を測定する場合，複数の検査機関での測定を行わず，1施設に検体を集め測定する「中央検査」が実施されるケースがありま

す．この「中央検査」の利点は，施設間の測定データの不一致がなくなるため，基準範囲が統一できること，1種類の標準操作手順書に基づいて検査が実施されるため，常に一定品質のデータが得られることにあります．特に治験における主要評価項目の検査は，治験の科学的信頼性を高める上でも大変有用です．

　それならば，治験に関わる臨床検査をすべて「中央検査」で実施すればいいのでは？と考えてしまいたくなります．しかし，検体採取後速やかに測定しなければならない血球数，尿検査や血液ガス検査などは中央検査に適しません．また，ボランティアの安全性を確保するために測定される検査項目についても，医療機関内で測定（個別検査）することで，早期に検査結果が入手できるのであれば，必ずしも中央検査が適しているといえません．

　「何のために臨床検査を行うのか」「治験の継続・中止に影響する検査なのか？」など，プロトコルに沿って臨床検査に求めるものを考え，さらには中央検査では検体の輸送が伴うため，品質管理やコストもあわせて決めなければなりません．

（澁澤幸一）

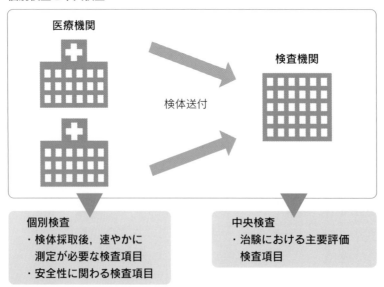

個別検査と中央検査

医療機関 → 検体送付 → 検査機関

個別検査
・検体採取後，速やかに測定が必要な検査項目
・安全性に関わる検査項目

中央検査
・治験における主要評価検査項目

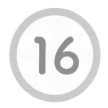

逸脱（不遵守）の処置

- 「逸脱」とは，GCPや治験実施計画書（プロトコル），その他の規制要件などを守らなかったことであり，「不遵守」ともいう．

- 治験実施計画書に違反するとは，治験実施計画書に規定（記載）されていることを遵守しないということであり，「治験実施計画書違反」「プロトコル違反」「治験実施計画書不遵守」「プロトコル不遵守」と呼ぶ場合がある．一方，治験実施計画書の規定（記載）と異なったり，決められた範囲を超えた場合，「治験実施計画書逸脱」「プロトコル逸脱」と呼ぶ．このように，厳密には「不遵守」と「逸脱」では微妙に意味が異なるが，実務上では区別せずに用いられることが多い．

- GCPや治験実施計画書などは，被験者の人権や安全性の確保，また試験の質や成績の信頼性を確保するためのものである．つまり，これらを遵守せずに治験が行われた場合，倫理的な問題やデータの信頼性が損なわれるといった問題が生じる．

- そのためモニターは，逸脱が起こらないように努めることが重要であり，起こってしまった場合には再発防止のための措置を講じなければならない．これにより，被験者の安全や試験データの正確性を確保することが，モニターの責務でもある．

- したがって逸脱が起こらないよう，あらかじめスタートアップミーティングなどで，治験責任医師，治験分担医師，CRCなどに注意すべき点（特に検査項目，検査スケジュールなど）を十分に説明し，理解を求める必要がある．

- 逸脱は大きく3つの種類に分けることができる（表2-18）．

表2-18　逸脱の種類とその内容

逸脱の種類	内容（例）
通常の逸脱	ミスなどに伴う治験実施計画書などからの逸脱 （例：検査漏れ，併用禁止薬の投与）
緊急の危険回避のための逸脱	被験者の緊急の危険を回避するため，その他医療上やむを得ない理由による，治験実施計画書からの故意的な逸脱（例：被験者の容体悪化に伴う検査の中止）
重大な逸脱	被験者の人権，安全性，あるいは治験進捗に重大な影響を与える逸脱 （例：同意文書の未入手，記録の捏造）

● モニターは，モニタリングにより逸脱を発見した場合には，直ちにその旨を，その施設の治験責任医師に報告しなければならない（GCP省令第22，28，46条）．

● 逸脱または不遵守の情報を入手した場合（モニタリングによる発見，治験責任医師，治験分担医師またはCRCからの報告に関わらない）には，再発防止の措置を講じるとともに，モニタリング報告書に以下の内容を記載する．

---

① 逸脱の内容（逸脱の経緯・原因を含む）

② 治験責任医師に告げた事項

③ 講じられるべき措置

④ 措置に関するモニターの所見

《参考》逸脱に関しては，GCPガイダンスの以下の条文（抜粋）を確認すること

（治験実施計画書からの逸脱）

第46条　治験責任医師は，被験者の緊急の危険を回避するためその他医療上やむを得ない理由により治験実施計画書に従わなかった場合には，すべてこれを記録し，その旨およびその理由を記載した文書を直ちに治験依頼者が治験を依頼する場合にあっては治験依頼者および実施医療機関の長に，自ら治験を実施する者が治験を実施する場合にあっては実施医療機関の長に提出しなければならない．

1　治験責任医師または治験分担医師は，治験責任医師が治験依頼者との事前の文書による合意および治験審査委員会の事前の審査に基づく文書による承認を得ることなく，治験実施計画書からの逸脱または変更を行ってはならない．ただし，被験者の緊急の危険を回避するためのものである等医療上やむを得ないものである場合または治験の事務的事項（例：治験依頼者の組織・体制の変更，実施医療機関の名称・診療科名の変更，実施医療機関および治験依頼者の所在地または電話番号の変更，モニターの変更）のみに関する変更である場合には，この限りではない．

2　治験責任医師または治験分担医師は，治験実施計画書から逸脱した行為を理由のいかんによらずすべて記録しておくこと．

治験責任医師は，逸脱した行為のうち被験者の緊急の危険を回避するためその他医療上やむを得ない理由により治験実施計画書に従わなかったものについてのみ，その理由を記載した文書を作成し，直ちに治験依頼者および実施医療機関の長に提出すること．

4　治験責任医師または治験分担医師は，被験者の緊急の危険を回避するためのものである等医療上やむを得ない事情のために，治験依頼者との事前の文書による合意および治験審査委員会の事前の承認なしに治験実施計画書からの逸脱または変更を行うことができる．その際には，治験責任医師は，逸脱または変更の内容および理由ならびに治験実施計画書の改訂が適切な場合にはその案を可能な限り早急に治験依頼者ならびに実施医療機関の長および実施医療機関の長を経由して治験審査委員会に提出してその承認を得るとともに，実施医療機関の長の了承および実施医療機関の長を経由して治験依頼者の合意を文書で得ること．

（モニターの責務）

第22条　モニタリングに従事する者（以下「モニター」という．）は，モニタリングの結果，実施医療機関における治験がこの省令または治験実施計画書に従って行われていないことを確認した場合には，その旨を直ちに当該実施医療機関の治験責任医師に告げなければならない．

〈第1項〉

1　モニターは，モニタリングの結果，本基準，治験実施計画書および手順書からの逸脱事項を確認した場合には，治験責任医師および必要に応じて実施医療機関の長に直ちに伝えること．また，そのような逸脱の再発を防止するための適切な措置を講じておくこと．

2　モニタリング報告書には，日時，場所（実施医療機関名），モニターの氏名，治験責任医師またはその他の接触した相手の氏名，モニターが点検した内容の要約および重要な発見事項または事実，逸脱および欠陥，結論，治験責任医師等に告げた事項ならびに講じられたまたは講じられる予定の措置および本基準等の遵守を確保するために推奨される措置に関するモニターの見解等を記載すること．モニタリングの結果は，モニタリング計画書の遵守状況の検証に必要な情報を記録すべきである．

（治験審査委員会の構成等）

第28条

2　治験審査委員会の設置者は，次に掲げる事項について記載した手順書，委員名簿ならびに会議の記録およびその概要を作成し，当該手順書に従って業務を行わせなければならない．

---

(7)その他必要な事項

②　被験者に対する緊急の危険を回避するため等医療上やむを得ない場合，または変更が事務的事項に関するものである場合（例：治験依頼者の組織・体制の変更，実施医療機関の名称・診療科名の変更，実施医療

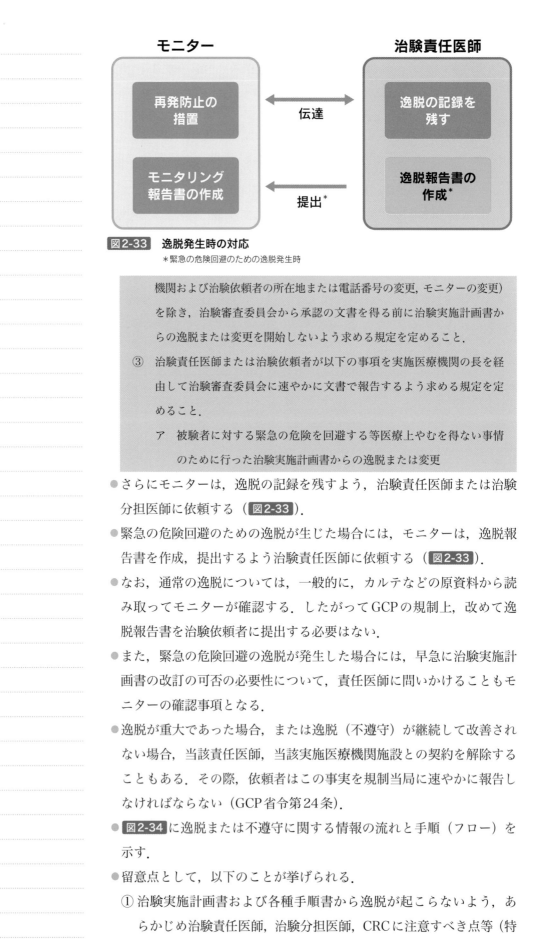

図2-33　逸脱発生時の対応
＊緊急の危険回避のための逸脱発生時

> 機関および治験依頼者の所在地または電話番号の変更，モニターの変更）
> を除き，治験審査委員会から承認の文書を得る前に治験実施計画書か
> らの逸脱または変更を開始しないよう求める規定を定めること．
> ③ 治験責任医師または治験依頼者が以下の事項を実施医療機関の長を経
> 由して治験審査委員会に速やかに文書で報告するよう求める規定を定
> めること．
> 　ア　被験者に対する緊急の危険を回避する等医療上やむを得ない事情
> 　　のために行った治験実施計画書からの逸脱または変更

- さらにモニターは，逸脱の記録を残すよう，治験責任医師または治験
  分担医師に依頼する（**図2-33**）．
- 緊急の危険回避のための逸脱が生じた場合には，モニターは，逸脱報
  告書を作成，提出するよう治験責任医師に依頼する（**図2-33**）．
- なお，通常の逸脱については，一般的に，カルテなどの原資料から読
  み取ってモニターが確認する．したがってGCPの規制上，改めて逸
  脱報告書を治験依頼者に提出する必要はない．
- また，緊急の危険回避の逸脱が発生した場合には，早急に治験実施計
  画書の改訂の可否の必要性について，責任医師に問いかけることもモ
  ニターの確認事項となる．
- 逸脱が重大であった場合，または逸脱（不遵守）が継続して改善され
  ない場合，当該責任医師，当該実施医療機関施設との契約を解除する
  こともある．その際，依頼者はこの事実を規制当局に速やかに報告し
  なければならない（GCP省令第24条）．
- **図2-34** に逸脱または不遵守に関する情報の流れと手順（フロー）を
  示す．
- 留意点として，以下のことが挙げられる．
  ① 治験実施計画書および各種手順書から逸脱が起こらないよう，あ
  　らかじめ治験責任医師，治験分担医師，CRCに注意すべき点等（特

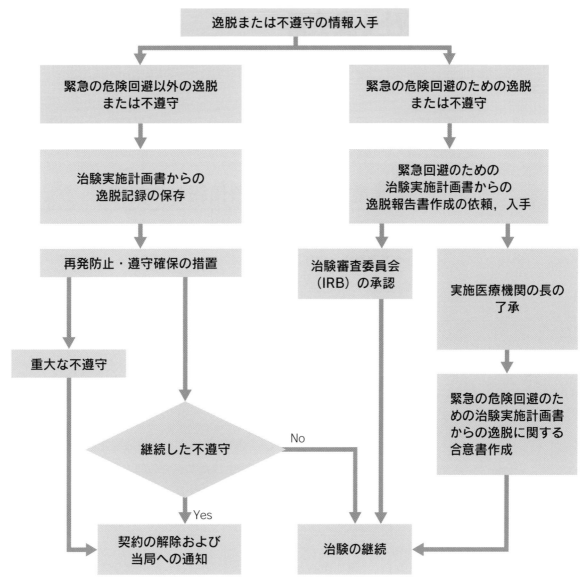

図2-34 逸脱または不遵守に関する情報の流れと手順（フロー）

に検査項目，検査日：アローアンス等）を十分に説明する必要がある．逸脱の予防措置の一つとして，被験者の来院スケジュールを考慮した検査予定日の前にFAXや電話等でCRC等に確認する等を実施することが考えられる．

② 被験者ごとにタイムリーなSDVを実施し，正確な情報を入手することにより早期に逸脱の有無を発見し，逸脱がある場合には，治験責任医師等に対して，逸脱の経緯，原因等を確認し，再発防止を講じる必要がある．

③ 最終的な逸脱に関する事項は，必要に応じて症例検討会にて，症例およびデータ上の取り扱いを検討することになるので，モニターは逸脱の記録，再発防止策等の記録を整理しておく必要がある．

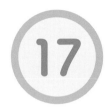

17 安全性情報

A 重篤な有害事象情報への対応

●用語の定義

●有害事象，副作用

　有害事象とは，薬物投与された患者に起こったすべての疾病またはその徴候のことである．つまり，投与された薬物が原因とならない場合も有害事象となる．一方で，投与した薬物と有害事象の因果関係が否定できないものを副作用という（図2-35）．

　詳細については，GCP省令第2条（定義）ガイダンスに下記の通り定められている．

> 　「有害事象」とは，治験使用薬または製造販売後臨床試験使用薬を投与された被験者に生じたすべての好ましくないまたは意図しない疾病またはその徴候（臨床検査値の異常を含む．）をいい，当該治験使用薬または当該製造販売後臨床試験使用薬との因果関係の有無は問わない．
>
> 　「副作用」とは，投与量にかかわらず，投与された治験使用薬に対するあらゆる有害で意図しない反応（臨床検査値の異常を含む．）．すなわち，当該治験使用薬と有害事象との間の因果関係について，少なくとも合理的な可能性があり，因果関係を否定できない反応を指す．因果関係の判定を行う際には，投与中止後に消失すること，投与再開後に再発すること，すでに当該被験治験使用薬または類薬において因果関係が確立されていること，交絡するリスク因子がないこと，曝露量・曝露期間との整合性があること，正確な既往歴の裏付けにより被験治験使用薬の関与がほぼ間違いなく説明可能であること，併用治療が原因である合理的な可能性がみられないこと等を参考にすることができる．

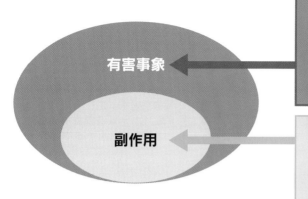

薬剤を投与された被験者に起こったすべての好ましくないまたは意図しない疾病またはその徴候のこと.
(薬との因果関係の有無は問わない！)
(例) 試験中のケガ, かぜも含む.

治験使用薬と有害事象との間に少なくとも合理的な可能性があり, 因果関係が否定できないもののこと.
(臨床検査値の異常を含む！)
(例) 薬剤による下痢, 嘔吐など.

図2-35　有害事象および副作用とは

● 重篤な有害事象

　有害事象の中で, 以下のものを「重篤な有害事象（Serious Adverse Event：SAE）」という. なお, ICHと国内法での表現は若干異なるが, 内容は同じである.（医薬品医療機器等法施行規則　第253条, 第273条）

> ① 死亡
> ② 障害
> ③ 死亡につながる恐れのある症例／障害につながるおそれのある症例
> ④ 治療のために病院または診療所への入院または入院期間の延長が必要とされる症例（施行規則第253条にあっては③に掲げる事項を除く）
> ⑤ ①〜④までに掲げられる症例に準じて重篤である症例
> ⑥ 後世代における先天性の疾病または異常

● 予測可能性

　緊急報告の目的は, 重篤な有害事象に関する新しい重要な情報を規制当局（PMDA）, 治験の担当医師およびその他の適切な関係者に提供することである. したがって, 通常, 緊急報告は今までに観察または報告されていない事象に関して行うこととなり, ある事象が「予測できる（既知）ものか否か（未知）」を判断するための指針が必要になる（当該医薬品の薬理学的性質から予測の可否を判断するのではなく, 現在までに観察されたか否かの観点から予測できるかどうかという意味である）.

　「予測できない（未知）」有害事象とは, 有害事象のうち治験薬概要書に記載されていないもの, または記載されていてもその性質や重症度が記載内容と一致しないものをいう. 治験薬概要書が改訂されるまでは,

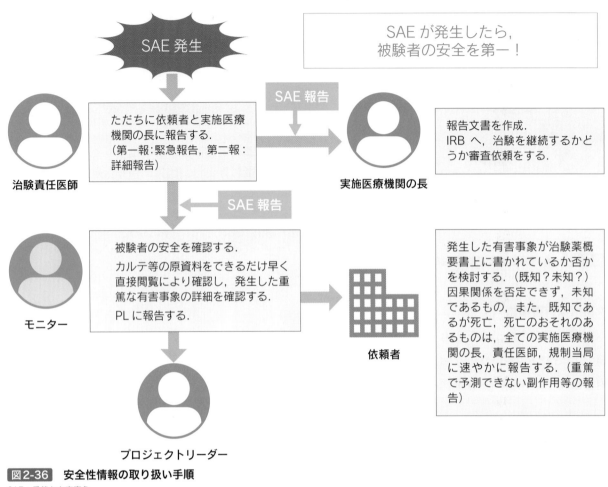

図2-36 安全性情報の取り扱い手順

SAE：重篤な有害事象

当該事象の発現の場合，緊急報告が必要となる．

安全性情報の取扱い手順

●有害事象発生時の対応

モニターは，別途定めた安全性情報の取扱い手順書に従い，担当する実施医療機関で生じたすべての有害事象について，治験責任医師，治験分担医師，またはCRCから情報を収集する．有害事象が発生した場合，モニターは治験責任医師等に対して安全確保を依頼するとともに，発現した事象について有害事象の評価に必要な次の項目等の情報について収集する．

当該有害事象が重篤と判断された場合には，モニターは，ただちにプロジェクトリーダー（PL），依頼者（安全性管理部門も含む）に報告する（ 図2-36 ）．

```
・発現事象の重篤性
・治験薬との関連性の有無（被疑薬の特定）
・予測可能性など
```

●重篤と判断された有害事象報告

モニターは，担当する実施医療機関で治験薬投与中の患者において，重篤な有害事象が発生した場合には，まず，電話，FAX等で患者の容態を確認した上で，患者の安全確保を最優先するよう治験責任医師または治験担当医師に依頼する．その際，有害事象名，発現日，治験薬との因果関係等の詳細情報を可能な限り入手し，早期に実施医療機関を訪問しカルテなどの診療記録を直接閲覧し，生じた重篤な有害事象の内容を確認する．

特に，モニターとして当該有害事象が治験薬概要書等に載っている情報（既知），載っていない情報（未知），治験使用薬との因果関係があるかどうかを確認することが重要となる．

重篤と判断された場合には，治験責任医師等から情報入手後，SOPに従って，ただちにPL，依頼者（安全性管理部門も含む）に報告する（統一書式第12-1：第一報：緊急報告）．

当該有害事象について，依頼者からの問い合わせ（確認事項）が発生した場合には，速やかにモニターは当該治験責任医師等に確認し，PL，依頼者（安全性管理部門も含む）に報告する（統一書式第12-2：第二報：詳細報告）．

モニターは，追加情報があった場合，第一報入手時の対応と同様に行う．

●厚生労働大臣への副作用等報告

厚生労働大臣への副作用等報告の対象，方法および報告期限等は医薬品医療機器等法施行規則第273条等に規定されている．なお，報告期限の起算日は，原則モニターが治験責任医師等から重篤な有害事象について知り得た日（情報を入手した日）とされている．**表2-19**に重篤な有害事象の報告期限を示す．また，医療機関への情報伝達について，**表2-20**に報告対象と報告期限を示す．

●海外または他の医療機関で発生した重篤な有害事象・副作用

海外や他の治験実施医療機関で起きた重篤な有害事象，重篤な副作用について依頼者が当該治験に影響（患者の意思に影響を与える可能性）があると判断された場合には，モニターは治験責任医師などに対して当該情報について十分な説明を行い，患者が治験に継続して参加するかどうかの確認を行う．その後，治験の継続，治験実施計画書の改訂，同意

表2-19　治験中副作用等症例の規制当局への報告事項

予測性	重篤性	報告期限
予測できない（未知）	死亡・死亡につながる恐れのある症例	7日以内
	その他重篤な症例	15日以内
予測できる（既知）	死亡・死亡につながる恐れのある症例	15日以内
	その他重篤な症例	―

表2-20　治験中副作用等症例の治験責任医師および実施医療機関の長への通知事項

予測性	重篤性	報告期限
予測できない（未知）	死亡・死亡につながる恐れのある症例	ただちに
	その他重篤な症例	ただちに
予測できる（既知）	死亡・死亡につながる恐れのある症例	―
	その他重篤な症例	―

　説明文書の改訂をすべきかどうか，治験責任医師に確認を行う．治験責任医師などは患者に当該情報について十分な説明を行い，治験に継続して参加するかどうかの確認を行い記録に残す．また，モニターは治験の継続について，IRBで審議してもらうよう，実施医療機関の長（事務局）に依頼する．

　モニターは，IRBで審議後，同意説明文書が改訂された場合，治験責任医師などに対して，患者に対し治験参加継続の意思確認を依頼し，再同意を得ていただくよう依頼する．

《参考》エマージェンシー・キー

　エマージェンシー・キーとは，被験者保護等の医療上の緊急時に当該治験薬が被験薬または対照薬いずれかであるかをただちに識別できるようにし，かつ盲検性が破られたことを検知できるように，個々の被験者ごとに割り付けキーコードを封緘保管したものをエマージェンシー・キーという．

　二重盲検比較試験におけるエマージェンシー・キーの開鍵：二重盲検試験のように治験依頼者も治験責任医師らも個々の患者の治療内容を知らされていないときに重篤な事象が生じた場合，有害事象の対応（治療）のために，緊急に使用している治験薬の内容を知るべきか否かの検討が必要になる．検討の結果，治験薬のキーコードを知る必要があると判断された場合，モニターは治験依頼者に連絡し，エマージェンシー・キーの開鍵の必要性について連絡する．依頼者は必要に応じて医学専門家と協議し，エマージェンシー・キー開鍵の必要性について判断し，開鍵すると判断した場合には，当該患者のキーを開鍵し，適切な対応を行う．

● **モニターとしての有害事象に係る対応のポイント**

　事前に起こるかもしれない有害事象（治験薬概要書に記載されている有害事象に関する前相の試験成績，前臨床試験成績など）を想定しておく．有害事象が起こった場合はモニターとして，どのように対応するかを準備しておく．特に重篤な場合，患者の安全確保，緊急報告期限の方法と期限など手順として理解しておき，「迅速に，正確に，情報を入手する」「重篤か，非重篤か，正確に判断する」の2点が非常に重要である．

　なお，GCP省令第45条ガイダンスにある通り，「治験責任医師は，治験に関連する医療上のすべての判断に責任を負うこと．」「治験責任医師等は，有害事象に対する医療が必要となったことを知った場合には，被験者にその旨を伝えること．」なども踏まえて，モニターは，治験責任医師とのコミュニケーションに努めなければならない．また，治験に関して被験者に生じた健康被害の治療に要する費用その他の損失の補償履行を確保するために，保険，その他の措置を講じてあるかを確認する必要（付保証明書にて確認）がある．治験責任医師等より被験者から健康被害に関する申し出・訴え等の情報を入手した場合には治験使用薬との因果関係も含めて確認し，その内容について治験依頼者に報告するとともに，適切な対応をとる必要がある．詳細については次節「⑱健康被害補償」を参照すること．

Ｂ 非重篤な有害事象情報への対応

● モニターは，前述の通り，担当している実施医療機関で起きたすべての有害事象に対して，治験責任医師，治験分担医師，またはCRCから有害事象の情報を収集する．

● その後，モニターは被験者の転帰等の情報を収集し，安全性情報を確認する．

● 治験使用薬との因果関係の有無に関わらず，また，重篤，非重篤に関わらず，治験期間中に生じたすべての有害事象については，有害事象名，発現日および消失日，重症度（grade），治療内容，転帰など，治験使用薬との因果関係を判断する上で必要な情報をすべてカルテに記録しておかなければならない．また，有害事象は，原則として回復するまで追跡調査を行う必要がある．それらについて，モニターもプロトコルの内容を忘れてはならない．

C 定期報告

- 医薬品の安全性報告は，かつては市販後医薬品に関するレポートであったものが，現在は，開発段階の新薬つまり治験薬に係る報告も含まれるようになっている．

- 市販薬は「定期的安全性最新報告（Periodic Safety Update Report：PSUR）」で，治験薬は「治験安全性最新報告（Development Safety Update Report：DSUR）」で，それぞれ定期的に規制当局に報告される．以下，治験に関する定期報告について記述する．

- 米国およびEUの規制当局は，DSURを毎年提出することで，それぞれの国・地域の規制要件を満たすことから，米国におけるInvestigational New Drug年次報告（IND Annual Report）やEUにおける安全性年次報告（Annual Safety Report）の代わりとなり得ると考える．

- DSURの主要な目的は，当該治験薬の販売承認の有無にかかわらず，表2-21 の（1）から（4）に基づき，治験薬に関して調査対象期間中に収集された関連する安全性情報の，包括的かつ十分に検討された年次レビューと評価を提示することである．

- DSURが対象とする範囲，特にDSURが主に焦点を当てるのは，販売承認の有無に関わらず，調査対象である薬剤および生物製剤の介入臨床試験（臨床試験）に由来するデータと所見である．医薬品の臨床開発は販売承認を得た後も続くことが多いため，市販後の臨床試験の関連情報もDSURに入れるべきであり，DSURは主として治験薬を扱うものとし，臨床試験の被験者の安全性に重要な意味を持つ場合に限り，対照薬に関する情報を提供する．DSURは治験依頼者が当該調査対象期間中に継続または終了したすべての臨床試験およびその他の試験（表2-22 ）からの安全性情報を掲載する．

- 1有効成分に1つのDSURが必要であり，治験薬の安全性プロファイルの包括的な分析とその提示を推進するために，治験依頼者は可能な

表2-21 DSUR の目的

---

(1) 治験依頼者が調査対象期間中に入手した情報が治験薬のこれまでに知られていた安全性情報と合致するかを検討する．

(2) 臨床試験の被験者保護に影響を及ぼすおそれのある新しい安全性の問題を記述する．

(3) 特定されたリスクおよび潜在的リスクに関する当該時点の理解と対応を要約する．

(4) 臨床試験/臨床開発計画の状況と臨床試験結果に関する最新情報を提供する．

表2-22　DSUR に安全性情報を掲載すべき試験

（1）治験薬を使って実施される臨床試験（臨床薬理試験，治療的探索的試験および検証的試験［第Ⅰ〜Ⅲ相試験］）

（2）市販薬を使い既承認適応内で実施される臨床試験（治療的使用試験［第Ⅳ相試験］）

（3）治験薬の治療的使用（例：治験薬拡大利用プログラム（expanded access program），コンパッショネートユースプログラム*，特定の患者への使用（particular patient use），単一患者IND（single patient INDs），治験薬有償利用制度（treatment INDs））

（4）医薬品の製造工程における変更の妥当性を確認するために実施される臨床試験

＊：コンパッショネートユース（Compassionate Use）プログラムとは，人道的使用することで，基本的に生命に関わる疾患や身体障害を引き起こすおそれのある疾患を有する患者の救済を目的として，代替療法がないなどの限定的状況において未承認薬の使用を認める制度である．アメリカ，ヨーロッパ(EU) などではすでに導入されており，わが国では現在，実施のための検討が行われている．

限りすべての剤型と力価，適応症，治験薬の臨床試験の対象被験者群に関するデータを記載した1つのDSURを作成する．

●作成頻度およびDSURデータロックポイントとして，DSURの調査期間の開始時は，「開発国際誕生日（DIBD)」で決定される．この日は治験依頼者が世界のいずれかの国で初めて臨床試験実施の認可を受けた日付（年月日）である．DSURの毎年の調査期間は，DIBDの同月日で開始される．DSURのデータロックポイントは，1年の調査対象期間の末日とする．

●詳細については，「治験安全性最新報告について」（平成24年12月28日薬食審査発1228第1号）および「治験副作用等症例の定期報告に関する質疑応答集（Q&A）について」（平成25年7月1日　事務連絡）で確認する．

Monitoring Room

併用禁忌の薬剤（薬物代謝酵素とトランスポーター）

一般的に併用禁忌薬といえば飲み合わせの悪い薬をいい，併用した場合に薬の効果が弱くなったり，副作用の発現頻度を上げたりなど悪いイメージですが，治験ではそのような負のイメージだけではなく，治験薬の作用を正確に評価するためにも設けられます．

薬は吸収・分布・代謝・排泄といった過程で体内に入り出ていきますが，この過程において，薬物代謝酵素（主にCytochrome P-450，CYP；シップと呼ばれます）やトランスポーターの役割が重要となってきます．CYPは薬の代謝に関係する酵素で，薬を体外に排泄しやすい構造に変化させます．また，トランスポーターは吸収過程，組織への分布および組織からの排泄過程に寄与しており，薬が体内を移動する際の入口・出口に相当します．CYPにもトランスポーターもタンパクであるため，塩基配列の違いによる多くの分子種が存在します．

非臨床試験によって治験薬に関与するCYPやトランスポーターの分子種が明らかにされ，この結果を踏まえて臨床試験における併用薬の可否や相互作用試験などがデザインされます．CYPやトランスポーターは，薬や食品などで発現が誘導されたり，阻害されたりすることがあるので相互作用の原因となることが多々あります．例えば，喫煙をするとCYP1A2が誘導されることが知られていますが，喫煙患者にCYP1A2で主に代謝される薬を服用してもらうと「代謝酵素が誘導される→薬が早く代謝される→効果が弱い」となります．

このようなCYP1A2で主に代謝される薬の治験では，薬が本来持つ効果を正しく評価できないため，喫煙者の治験への参加は望ましくないでしょう．

下図に示すように，グレープフルーツジュースはこれまで消化管のCYP3Aによる薬の代謝を阻害し（①消化管の代謝酵素が阻害される→②薬の循環血中への吸収が上昇する→血中濃度が高くなる），消化管のトランスポーター（P-糖タンパク質，P-gp）の働きも阻害する（③消化管の汲み出しトランスポーターを阻害＝消化管上皮細胞から消化管腔への排出を塞ぐ→②薬の循環血中への吸収が上昇する→④血中濃度が高くなる）ことで経口投与後の薬の持つ効果が増強されるとの報告があり，薬とグレープフルーツジュースの併用は危険視されています．

一方，薬や食品を併用することでCYPやトランスポーターの働きを阻害したり，助長させたりすること

主なCYPとトランスポーター

CYP	1A2, 2B6, 2C8, 2C9, 2C19, 2D6, 3A (3A4および3A5)
トランスポーター	P-gp (MDR1), BCRP, OATP1B1, OATP1B3, OAT1, OAT3, OCT2, MATE1, MATE2-K

薬の代謝イメージ

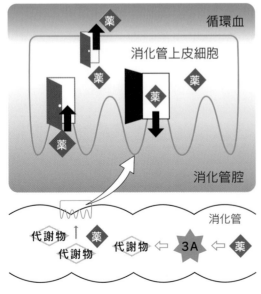
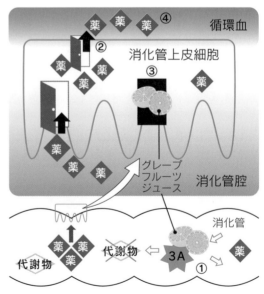

で，本来，必要な薬の量や服用回数を減らすことも可能になります．HIV（ヒト免疫不全ウイルス）治療を例に挙げると，リトナビルは当初自身が持つ抗HIV作用で上市されましたが，一回に服用する錠数が3～6錠と多く，また副作用の発現頻度も高いことから服用しづらい薬の1つでした．しかし，開発の中で「リトナビルはCYP3Aと特に強い親和性を示し，主にCYP3Aで代謝される薬剤の代謝を競合的に阻害する」ことで，同じCYP3Aで代謝される他の薬の血中濃度を高く維持する（効果を増強）ことが分かりました．これをヒントに，現在では抗ウイルス作用を殆ど示さ

ない量で，他の抗HIV薬の効果を増強させる目的でも使用されています．添付文書には「本剤を薬物動態学的増強因子（ブースター）として使用する場合には，併用薬の添付文書（用法・用量，使用上の注意等）および最新のガイドラインを確認すること」との記載があります．このように，薬が上市されれば終わりということではなく，治験の結果から次につながることは多いです．そのためにも，薬の効果を正確に評価できるよう，また安全に治験が行われるように「併用禁忌薬」が設定されているのです．

（米子真記）

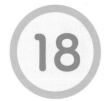 **健康被害補償**

● 治験における被験者への補償措置については，GCP省令第14条に下記の通り定められている．治験依頼者は，この省令を遵守するため，保険会社と契約をしている．治験の申請時に，治験審査委員会の審査資料として治験依頼者と保険会社が契約している付保証明書（写）の提出を求める場合があるため，モニターは事前に治験依頼者が保険に加入していることを確認すること．

> 治験の依頼をしようとする者は，あらかじめ，治験に係る被験者に生じた健康被害の補償のために，保険その他の必要な措置を講じておかなければならない．

● また，第51条第1項では治験の説明文書に下記の内容が記載されるように定められ，治験に係る被験者に生じた健康被害は，GCPに則り，補償されなければならない．〔GCP省令第14条（被験者に対する補償措置）〕

> ・健康被害が発生した場合に必要な治療が行われる旨（第13号）
> ・健康被害の補償に関する事項（第14号）

● 「賠償」と「補償」では法的な定義が異なるため，事象がどちらに当たるかをモニターは確認しなければならない．簡潔に述べると，「賠償」とは違法性を前提とするものであり，「補償」とは違法性を前提としないものである（ 表2-23 ）．

　例えば，「賠償」は故意・過失または債務不履行によって填補の対象となることから，財産的損害のほかにも，逸失利益や精神的損害なども対象になり得ると解釈されている．これに対し「補償」は，実際に発生した損害をそのまま填補するのではなく，補償する側があらかじめ定められた基準に基づき填補するのが一般的であり，逸失利益や慰謝料は通常，「補償」の対象にはならない．

> 《参考》国際共同治験はすでに珍しくなく，GCP省令の基となっている「"ICH GCP 5.8 Compensation to Subjects and Investigators"の用語も正しく理解すべきである．当然ながら，各国は，国内の法規を遵守して治験を進めている．つまり，Compensationには，「補償」，そして，「賠償」という意味合いがあることから，用語の意味を理解してコミュニケーションを心掛けなければならない．なお，GCP省令には，「賠償」の記述はない．

表2-23　「賠償」と「補償」の解釈

	補償責任	賠償責任
解釈	適法行為を前提とする責任	違法行為（過失を含む）を前提とする責任
事例	未知および既知の副作用など	治験実施計画書の重大な違反 診断または処置ミス 治験薬の欠陥（異物混入など） 治験薬管理上の落ち度による変質・変廃
内容	社会的救済 （医療費，医療手当，補償金） 一律かつ定額	直接損害 （治療費，逸失利益，葬祭料） 間接損害（慰謝料など） 　案件や人によりその賠償額に個人差
保険	新治験保険のオプションでカバー （補償責任担保条項）	治験依頼者：新治験保険 医療過誤：医師賠償責任保険

● 解釈には法律上の専門的判断が必要であることから，1998年のGCP運用通知に対応して，企業の法務担当者らにより構成する医薬品企業法務研究会（医法研）が1999年に公表した「健康被害補償の目的や手順などの記載のある健康被害補償に関するガイドライン：Ver. 3.2：2018（平成30）年12月25日改訂」がある．多くの治験依頼者は，そのガイドラインを参考に補償の対応をしている．補償の内容としては一般に「医療費」「医療手当」「補償金」があり，PMDAが公表している「医薬品副作用被害救済制度」にも掲載されている内容に準じる対応となっている．

● 健康被害に対する補償の概要

治験依頼者は，説明文書に記載されている「健康被害に対する補償について」の項に，別紙として「健康被害に対する補償の概要」を添付する場合がある．この概要は，説明文書の説明を補足するものになる．

例えば，概要の中には以下の内容について記載されている．

> ① 補償の対象となるのは，当該治験に参加したために生じた健康被害で，当該治験薬との因果関係が否定できない場合．
> ② 治験薬が効かなかった場合，明らかに原因が他にある場合は対象にならないこと．
> ③ 被験者が用法・用量を守らなかった，虚偽の申告をした等被験者の故意または重大な過失がある場合には，補償がされないかもしくは制限される場合があること．

「医療費」「医療手当」「補償金」は一般的に以下の通り．

① 医療費：健康保険等からの給付を除く，被験者の自己負担分を治験依頼者が支払う．

② 医療手当：入院を必要とする程度以上の健康被害にあっては，「医薬品副作用被害救済制度」に準じた金額を支払う．

③ 補償金：「医薬品副作用被害救済制度」に定める障害等級1級および2級に相当する後遺症が残る場合や死亡の場合は，治験依頼者が「医薬品副作用被害救済制度」に準じた障害補償金や遺族補償金を支払う．なお，補償金は年齢等により支払金額が異なる．

《参考》「医薬品副作用被害救済制度」は，市場にある医薬品が適正に使用されたにもかかわらず副作用が発生し，それによる疾病，障害等の健康被害を受けた場合，迅速に救済することを目的に創設された公的制度である．したがって，この制度は，治験を前提とした制度ではない．

なお，治験は一般的に患者をイメージしているが，例えば，第I相試験での代表的な対象は健康人である．「医薬品副作用被害救済制度」は患者が対象であることから，健康人については，労働者災害補償保険または予防接種健康被害救済制度を参考に支払うのが一般的な考え方である．

● 治験依頼者は，治験により生じた健康被害の治療に要する費用，その他損失を保証するための手順をあらかじめ定めなければならない．健康被害が生じた場合，手順書に従い，健康被害の補償に関する業務を実施しなければならない．

● モニターは，健康被害に対する補償について，治験開始前に次の事項を確認する．

> ① 契約書に補償についての記載があるか（特に賠償事項と混同がないか）．
> ② 被験者の健康被害の補償について説明した記載がプロトコルにあるか．また，それがGCPを満たす内容であるか．
> ③ 同意説明文書に補償についての記載があり，被験者の安全が保護されているか．

● 治験に係る健康被害が生じた場合，補償の対象となるか否かを判断するため，事前に情報を収集しなければならない．収集しなければならない情報および補償までにモニターが行う業務について以下に解説する．

● 治験責任医師・分担医師，CRCより健康被害に関する情報を入手する．必要な情報は依頼者により異なるが，表2-24 に示すような情報が考えられる．

表2-24　健康被害に関する情報

・健康被害の内容（名称または症状，発生日時）
・治験薬（治験）との因果関係（因果関係が否定できない場合，補償の対象となる）
・診断名（治験前までの症状と処置）
・健康被害発生時〜現在の症状と，医療上の処置
・回復までの見込み時期，症状固定の見込み時期など
・医療費の概算

- 依頼者へ，健康被害に関する情報を報告する．
- 医療機関の関係者（責任医師または分担医師，CRC，治験事務局）へ補償内容・補償方法などを伝達し，医療機関を通じて被験者への対応を行う．
- 医薬品医療機器等法，GCP，被験者のプライバシー保護などのさまざまな規制上の解釈から，治験依頼者が被験者に直接面談することは適切ではないと考えている．健康被害の補償の場合，まず，被験者と実施医療機関の間で協議し，その上で実施医療機関と治験依頼者で協議することが通常と考えられていることから，モニターが直接面談する機会はない．仮に，被験者が特に治験依頼者との面談を希望する場合は，その理由を確認し，その上で最良の方策を決める必要がある．

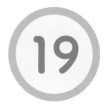

19 症例報告書(CRF)の回収・点検・修正

● 症例報告書（CRF）は，一部で調査票，ケースカードとも称されている．治験に参加している各被験者に関して，治験依頼者への報告が治験実施計画書において規定されているすべての情報を記録するための，印刷された（紙CRF）もしくは電子的な記録様式（電子CRF，電子データ処理システム：EDC）およびこれらに記録されたものである．

なお，現況では，推定ではあるが，すでに8割を超える電子CRFでの実施となっていると伝えられている．

● CRFは，GCP省令第47条に下記のように規定されている．

第1項	治験責任医師等は，治験実施計画書に従って正確に症例報告書を作成し，これに記名押印し，または署名しなければならない．
第2項	治験責任医師等は，症例報告書の記載を変更し，または修正するときは，その日付を記載し，これに押印し，または署名しなければならない．
第3項	治験責任医師は，治験分担医師が作成した症例報告書を点検し，内容を確認した上で，これに記名押印し，または署名しなければならない．

《参考》GCPガイダンス第47条より抜粋

〈第1項〉

2　症例報告書中のデータのうち原資料に基づくものは，原資料と矛盾しないものであること．原資料との何らかの矛盾がある場合には，治験責任医師はその理由を説明する記録を作成して，治験依頼者による治験においては治験依頼者に提出するとともにその写しを保存し，自ら治験を実施する者による治験においては自ら治験を実施する者が保存すること．

3　治験責任医師は，症例報告書およびその他のすべての報告書のデータが，正確，完全で，読みやすく，提出の時期が適切であること，および被験者の識別に被験者識別コードを用いていることを保証し，その記録を保存すること．なお，その他のすべての報告書には，症例報告書以外の実施医療機関が作成する報告書が含まれる．

5　治験責任医師などは，治験依頼者または自ら治験を実施する者が準備した

電子データ処理システム（第26条第1項の解説3または第26条の12第1項の解説5に基づき準備されたものに限る．）に対して症例報告書に係る個別試験のデータを入力することもできる．この場合，治験責任医師は，入力した個別試験のデータを点検し，内容を確認した上で，これを保証すること．

注1）治験依頼者または自ら治験を実施する者は，報告された症例報告書データに関し，治験責任医師が管理権限を保持し，かつ，常にアクセス可能であることを保証すべきである．治験依頼者または自ら治験を実施する者が症例報告書のデータを独占的に管理すべきではない．

注2）治験依頼者，自ら治験を実施する者，治験分担医師または治験協力者は，治験責任医師に対して交付された管理権限を利用してはならない．治験責任医師以外の者により当該管理権限が利用された場合には，治験責任医師が当該管理権限を用いて各種データを保証することが困難となる．

6　実施医療機関が保有する電子カルテシステムなどから治験依頼者または自ら治験を実施する者が準備した電子データ処理システムに対して個別試験のデータを移行させる仕組みを構築する場合，または構築した仕組みを変更する場合には，あらかじめ適切なシステムバリデーションを行い，正確，かつ完全に移行できることを保証すること．また，治験責任医師は，個別試験ごとに移行されたデータの内容を点検し，問題がないことを確認し，保証するとともに，治験依頼者の電子データ処理システムに対して移行されたデータおよび保証した記録を保存すること．

《参考》GCPガイダンス（定義）第2条より抜粋

6　第14項の「原資料」とは，治験の事実経過に係る情報や症例報告書などの元となる文書，データおよび記録（例：病院記録，診療録，検査ノート，メモ，被験者の日記または評価用チェックリスト，投与記録，自動計器の記録データ，正確な複写であることが検証によって保証された複写物または転写物，マイクロフィッシュ，写真のネガ，マイクロフィルムまたは磁気媒体，エックス線写真，被験者ファイルおよび治験に関与する薬剤部門，検査室，医療技術部門に保存されている記録など）をいう．

● 紙媒体のCRFと電子媒体のCRFに基本的な記録に係る相違はない．

● 紙CRFには冊子型と分冊型がある．冊子型は1冊にまとめて結果を報告する手法であり，分冊型は被験者が来院するたびに結果を報告する手法である．

● 以下に，モニターが知るべきCRFに係る内容を紙媒体の場合を基本に述べる．

● **治験開始前**（紙CRFの場合）

治験のデータは医療機関で発生する．したがって，医療機関，特に治験責任医師，CRCなどの治験実施計画書の理解および遵守が重要

となる．データの測定ミス，欠測，検査日のズレなどがないよう，モニターは治験責任医師およびCRCなどに対して，十分説明することが必要である．さらに，CRCを通じて患者および治験関連スタッフへの説明，データの流れ，原資料の特定と保存先の確認が必要である．

● 治験中（紙CRFの場合）

モニターは，治験責任医師，CRCなどに対して，CRFの記載，修正・変更に関する手引きなどを用いて，どのようなデータを各項目に記載すべきか，どのように修正するかなどを説明する．

モニターは可能な限りCRF回収時にSDVを実施し，原資料との整合性確認を行う．

その際，チェックリストなどを用いて，特に同意取得が適切か，選択除外基準に抵触しているかなどを確認し，記録を残す．

モニターはCRF回収後，データマネジメント部門からCRFの内容についての問い合わせがある場合には，その内容を当該施設の治験責任医師などに対して説明し，データの修正など適切な対応を依頼する．

● 症例報告書の記載の手引きの作成の必要性

症例報告書（紙CRFおよび電子CRF）で収集するデータには，①集計・解析に使用されるデータ，②データレビューのために使用されるデータ（例：併用薬の使用理由など），③規制当局とのやりとりに使用されるデータ（例：有害事象の因果関係をなしと判断した理由など）がある．症例報告書データのレビューを効率的に行うためには症例報告書は治験実施計画書で要求される必要最低限のデータに限り収集する方が望ましい（治験デザインおよび症例報告書デザインをシンプルにすることが望ましい）．症例報告書を効率的に記載するために症例報告書記載の手引きが作成される．この中では既往歴・合併症，有害事象の記載方法について説明されている場合があり，モニターは記載の手引きにしたがい，治験責任医師／分担医師ならびに治験協力者に記載ミス，転記ミスが起こらないように説明する必要がある．

● 電子CRFの場合

近年，わが国においてもCRFの情報をデータの発生源に近い医療機関で直接入力し，治験依頼者がWebなどを利用して電子的に臨床試験のデータを受領するというシステム（electronic data capture：EDC）が利用されるようになってきている（ 表2-25 ）．電子CRFは，医療機関にあるパソコンまたは配布したパソコンで治験責任医師，治験分担医師ならびに治験協力者などが治験データとして，症例報告書の内容などを原資料から入力し，そのデータをインターネットあるいは専用回線経由で，電子的にサーバに取り込む形態のことである．

表2-25　EDC のメリットと課題

E D C 利用のメリット	・**より正確なデータがより早く入手できる．** 入力時に，その場で必須項目や不整合，治験実施計画書違反など論理的な視点で点検ができる．直ちに原資料と照合しながら修正することも可能． モニターのSDVの負荷（時間短縮など）も軽減． ・**入力データが瞬時に依頼者側に転送される．** 紙CRFのような輸送する手間と時間が不要．モニターはオフィスにいながら患者の状態（データ）を確認することができる． ・有害事象，治験実施計画書違反への迅速な対応が可能となる． 医療機関側の入力データを常時モニタリングすることで，有害事象などの患者の安全性情報や治験実施計画書の遵守状況を常に把握することができる．
E D C の課題	・依頼者ごとに導入が始まっているEDCは，医療機関内の治験関係情報システムとの連携はほとんどとれていない． ・迅速なデータ収集などの点で依頼者側の利点は多いものの，現状，医療機関の利点がほとんどないと考えられている． ・今後，医療機関の治験関連情報システムは，従来の治験管理情報に加え，治験症例データ自体の取り扱いもできるようになれば，飛躍的な治験の効率化が実現すると思われる． ・これらの実現のためには，電子カルテ，医療機関の治験関連情報システム，EDC を連携させる，標準的なデータ交換仕様が絶対に必要ではないかと考えられている．

EDC : electronic data capture

　EDCシステムでは，入力時のデータチェックや，欠損チェック,整合性チェックをはじめ，ロジカルチェック，コーディングなどの機能を有するものがあり，これらを用いることで，効率的に症例報告書のデータの矛盾点，問題点，原資料との整合性確認を実施することが可能であると考えられている．

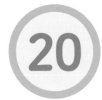

データマネジメント

- GCPでは治験の科学的な質と成績の信頼性の確保が求められており，依頼者はデータの信頼性と適切な処理を保証するために，データの取り扱いの各段階における品質管理を適切に実施しなければならない．この品質管理プロセスは，途中に問題が存在しても最終的に問題がなければよいという考え方ではなく，各プロセスごとに処理を完了した上で，品質管理の処理を確認し，全体の品質の確保につなげるという考え方に基づくものである．

- モニターはモニタリングを通じて，被験者の人権や安全性が保護されていることを確認するとともに，治験が治験実施計画書やGCPを遵守して実施されていること，治験のデータが原資料に基づくものであること（SDVをはじめとしたモニタリングを通じて確認）の確認が求められている．

- データマネジメント（DM）とは，「企業・組織のみならず社会にとって重要な情報・データを明確にし，それが正しい状態で生成され，かつ必要とする人が，何時でも使用可能な状態にすることおよび不要となったデータを適切に処理するまでの活動全般を指すもの」とされている（参照：一般社団法人日本データマネジメント・コンソーシアム：JDMC）．　表2-26　に「データマネジメントの主な業務」を，　表2-27　に「データマネジメントの主な資料」を示す．

- 医薬品開発における臨床データマネジメント業務とは，電子データ処理システム（臨床データ管理システム，Clinical Data Management System：CDMS）を用いて，臨床試験を実施して得られた治験薬の有効性・安全性などのデータをコンピュータ（データベース：DB）に正確に入力し，データ間で不整合がないかチェックを行い，統計解析がスムーズに行われるよう臨床試験のデータの品質を高める業務のことである．広義のデータマネジメントとしては，臨床実施計画書の作成から関与し，主に解析計画ならびにCRFのフォーマットの作成から承認申請資料である治験総括報告書のチェックまでのほぼ臨床試験の全過程に関与する業務ともいえる（　図2-37　）．

- 狭義のデータマネジメント業務としては，モニターが回収したCRF

表2-26　**データマネジメントの主な業務**

1. データベースの構築・ロジカルチェックの設定など（CDMS，EDC）	1. 施設臨床検査値正常値との確認
2. CSV・システムテストの実施(CDMS，EDC)	2. データの読み合わせ（CDMS）
3. ユーザー・パスワードの管理	3. コーティング（CDMS，EDC）
4. ヘルプデスクの運用（特にEDC）	4. クエリーの管理（CDMS，EDC）
5. 症例の進捗管理	5. データの仮固定・固定
6. CDMS：入力マニュアル作成／EDC：入力・記載の手引き作成	6. 症例検討会の準備（帳票の作成・症例一覧表の作成・問題症例一覧表の作成等）
7. CDMSへデータの入力	7. サーバーの維持管理（ベンダーコントロール）
8. CRFデータのチェック：目視チェック／ロジカルチェック実装（CDMS，EDC）	8. 解析用データセットの作成

表2-27　**データマネジメントの主な資料**

1. 症例報告書（紙CRF・電子CRF）	1. バリデーション計画書
2. CRF記載の手引き	2. バリデーション報告書
3. DM計画書・DM手順書	3. CSV関連の文書
4. データベース仕様書	4. データ取り扱い基準書
5. 目視チェック仕様書	5. 症例検討会用仕様書
6. ロジカルチェック仕様書	6. 問題症例抽出仕様書
7. 外部データ入出力仕様書	7. DM報告書

の内容について，データマネジャー（データマネジメント部門で業務に携わる者）が検討・確認し，記入漏れ，誤記または疑問点など（治験実施計画書の不遵守など）について，疑義事項を問い合わせする資料（データの追加記入・コメント追記，修正を確認するクエリー）を作成する．モニターは，治験責任医師，治験分担医師，CRCなどにクエリーに基づき回答を得る（**図2-38**）．

● **CRFの回収・点検・修正**（p.118参照）

　モニターは，CRFの回収時に事前に取り決めた内容について確認し，CRFを回収する．なお，モニタリング部門は，事前にCRFへの記載方法を統一できるように記載の手引きをデータマネジメント部門など

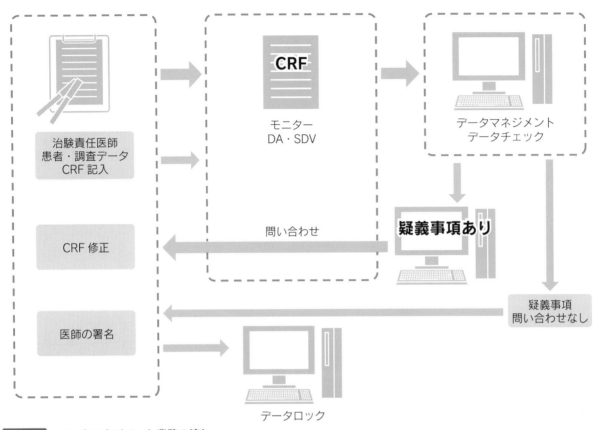

図2-37 データマネジメント業務の流れ

CRF : case report form
DA : direct access
SDV : source data verification

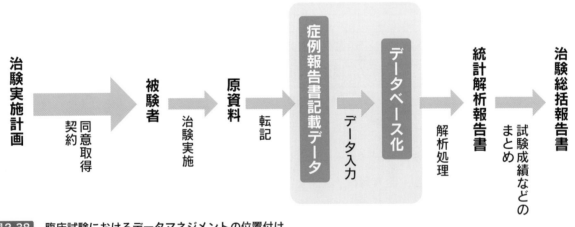

図2-38 臨床試験におけるデータマネジメントの位置付け

と協力し，作成する．モニターは，その記載の手引きなどを用いて，治験責任医師などに説明し，臨床試験データの品質確保に努める．

● **DMシステム（電子データ処理システム）の構築**

臨床試験データのDMシステム（電子データ処理システム）の構築にあたっては，あらかじめ臨床試験で発生するデータの性質を予測し，

表2-28 主なチェック項目

・対象疾患の選択基準を満たしているか
・除外基準に抵触していないか
・定められた用法・用量を守っているか
・治験使用薬などの投与期間は，治験実施計画通りか
・既往歴，合併症などと併用薬に矛盾はないか
・併用禁止薬などを併用していないか
・有害事象がある場合には，併用薬（処置）に矛盾はないか
・臨床検査値が基準値を逸脱していないか
・規定されている検査が治験実施計画書を逸脱していないか
・全体を通じて，判読不明文字はないかなど

その利用目的を明確にして，最適な入れ物（データベース）を準備する必要がある．

データの種類は以下の4種類に分けられる．

・数値データ：血圧や心拍数に代表される各種測定値など
・文字データ：有害事象名，性別，コメントなど
・日付データ：同意取得日，投与開始日，観察日など
・イメージデータ：MRIなどの画像診断データなど

● DMシステム（CDMS）は，完全性，正確性，信頼性および意図された性能について，依頼者の要件を満たしていることを保証し，文書化すること，つまり，コンピュータシステム・バリデーション（Computerized System Validation：CSV）に適応することが必要となる．

● **データの入力，データのチェック，クエリー**

データマネジャーはモニター経由で回収された症例報告書の臨床試験データをCDMSに入力マニュアルに従って入力する．その際，データマネジャーは事前に取り決めた目視による点検（目視チェックおよびロジカルチェック）を行う．チェックの主な内容について 表2-28 に示す．

● 目視チェックの内容には，GCPの規制要件および治験実施計画書の遵守などに関するものだけではなく，上記内容のように臨床検査値の変動，原疾患・合併症の悪化などと有害事象や副作用に矛盾はないか，その対応（処置の有無，転帰など）および各項目間の整合性はどうか，治験責任医師や治験分担医師などのコメントなどが適切かどうかなど，医学，薬学などの観点からも確認する項目が含まれている．

● 一方，CDMSに入力されたデータについて，論理的な（ロジカル）チェック（コンピュータプログラムを用いたチェック）を実行する．ロジカルチェック項目には，例えば，生年月日から年齢を算出し，年

齢の確認，日付の確認［日付としてありえない日時（例：2月31日）］，大小の確認（同意日＜投与開始日，投与開始日から算出した日が来院日の許容範囲内であるかどうか），範囲の確認［定量値に対して，通常とりえない値を上限値／下限値として設定し，その範囲以内にあるかどうか（例：体重30〜150kgの範囲以内）］，データ間の不整合性の確認（有害事象の処置が投与中止⇒中止理由の項のうち，有害事象で中止など）などが単独もしくは複合して存在する．

マニュアルチェックおよびロジカルチェックで発見した問い合わせ事項（クエリー）をまとめ，モニターに連絡する．

● **クエリー対応**

モニターは，DM部門からの問い合わせ（クエリー）に対して，モニター自身で回答可能かあるいは医師への確認が必要かにより，対応が異なる．モニターで回答が可能な場合は，モニタリング報告書などを用い対応を行う．治験責任医師などへの確認が必要な場合は，問い合わせを行い，クエリーに対してデータの追記・修正，コメントなどについて，治験責任医師などから回答を入手する．

モニターが入手したクエリーに対する回答に基づき，データマネジャーが内容を確認後，データの修正など適切な対応を行う．必要に応じて，上記作業を繰り返す．

● **コーディング**

臨床データに対して特定のコードを割り当てることをコーディングという．多くの場合，データをDMシステムに入力する前にコーディングが行われる．コード化されれば，検索や集計に用いやすくなる．一般的には有害事象名，併用薬名，合併症名，既往歴などがコーディング項目とされている．また，コーディングをする際，次のような辞書が利用される．

・有害事象など（ICH国際医薬用語集：MedDRA）

・併用薬（医薬品名データファイル：WHO-drug）

● **中央モニタリングおよび中央モニタリングレポート作成**

必要に応じて，治験実施中に中央モニタリングを実施し，レポートを作成する業務になり，以下の内容を含む．

・施設登録／管理

・症例登録受付／割付／管理

・症例報告書回収促進（EDCシステムの場合にはデータの入力促進）

・逸脱／問題のある症例（来院スケジュールのアローアンスからの逸脱等）の確認

・データ入力／チェック／クリーニング状況：クエリー対応結果

・有害事象発生状況等

データマネジャーは，治験実施計画書に従って各実施医療機関の症例の登録状況，有害事象の発現，治験実施計画書からの逸脱を確認し，レポートを作成する．

定期的にデータの集積状況を中央モニタリングレポートにまとめ，モニターは企業，治験調整委員会，治験責任医師等に提出することで，治験が適切に遂行されること確認する．不測の事項が発生した場合には，以降に問題事項を発生させないようにモニターを通じて各実施医療機関に働きかけを行う．

● **データの固定**

あらかじめ収集しようと考えていたすべての臨床試験データについて，個々のCRFの問題点や疑問点が解決され，これ以上CRFの変更がない状態を「症例固定」と呼び，この症例固定がすべての症例について行われ，DMシステム上のデータの変更も行われなくなった状態を「データ固定」と呼ぶ．

データ固定に先駆けて，治験実施計画書の遵守状況などから問題症例の取り扱いを検討し，解析上の取り扱いを決定する症例検討会が実施される．

固定されたデータについて，症例の取り扱い情報とともに統計解析部門に提供する．

● **EDCシステムとデータマネジャーの役割**

EDCシステムは臨床試験のCRFに必要なデータを従来の紙媒体ではなく，電子化して収集，管理するものであり，治験期間の短縮・効率化に貢献すると期待されている．

EDCシステムとは，本来はソースデータを直接電子的に取得する仕組みを指しており，医療機関の電子カルテシステムなどのコンピュータシステムや電子機器と直接つなぎ，症例データや検査値などを直接取り込む仕組みである．しかし現在の臨床試験では，ほとんどが治験責任医師やCRCが，EDCシステムに症例データを直接手入力しているのが現状である．

EDCを利用した臨床試験のデータマネジャーの役割，主な業務を**表2-29**に示す．

表2-29　データマネジャーの役割と主な業務

- ・使用するEDCシステムの選択と維持管理
- ・EDCシステムのデータベース設計（システムベンダーに依頼する場合もある）と手順の検討
- ・実施医療機関のEDCシステムの利用環境の確認
- ・EDCシステムに関するトレーニング（治験責任医師，CRC，モニターなど）
- ・利用者のID，パスワードの管理
- ・治験の電子化に関する法律や規制に対しての情報収集と対応など

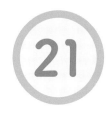

㉑　統計解析

- 治験薬が新薬として市場に出るためには，既存の市販薬と比べて同等あるいはそれ以上の効果（より有効で，より安全）がなければならない．また，医薬品の開発では，同じ疾患の全患者を対象とした治験を実施することは不可能であるため，限られた患者数（サンプルサイズ）を算出し，その患者（標本）に対して治験が行われ（標本抽出），得られた結果を当該疾患の全患者（母集団）へ当てはめることにより，新薬の評価（データ解析し，推測する）が行われる（図2-39）．そのときに用いられるのが生物統計的手法である．その際，患者のデータについて，それぞれの項目の平均値，分散（ばらつきの程度を示す指標）などの統計値も検討される．

- 生物統計学（biostatistics）では，統計学を土台として，治験・臨床研究などの対象者への倫理的配慮や科学的証拠（エビデンス）を得るために，いかにデータを収集し（デザイン），解析すればよいか（データ解析），そのための理論と方法論の体系を与え，ある治療法が人に対して安全で有効かどうかを評価する．しかし一般的に，人の疾患のメカニズムは極めて複雑で，かつ大きな個体差があり，薬の反応そのものの多くは未知のものであり，予測できない不確実なものである．このような状況下での治療法の評価などを，統計学を応用することでデータに基づいた治療の効果に関する推論を行い，さらに，その確からしさを評価することができる．

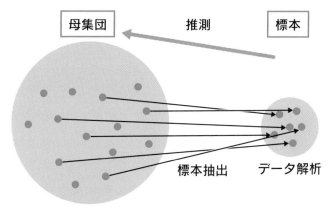

図2-39　**母集団と標本の関係**

表2-30　臨床的に有意差を認めない例

	プラセボ薬	A薬	検定結果（P値）
収縮期血圧	160mmHg	159mmHg	$P<0.05$

● 統計解析でいえることとその限界を理解することが重要になる．患者の臨床データを取り扱う上で最も注意すべきことは，数学的に意味があることと医学的に意味のあることが必ずしも一致しないことにある．

　例えば，単に高血圧症の血圧（収縮期血圧：平均値160mmHg）を下げるA薬を投与した結果，2群間には統計学的に有意な差が出たとする．しかし，血圧1mmHgを低下させるA薬は臨床的（治療）にあまり意味がなく，臨床的に有意な差がない薬となる（表2-30）．

　したがって，数学的な意味を医療（治験）の現場でどう理解していくか，どう捉えていくか，あるいはどう変換していくかが，統計解析の担当者と臨床開発担当者との共通のテーマになる．

● 一般的に統計学と聞くと，難しく感じてしまう．それは，統計で用いられる用語［例えば，バイアス：偏り，正規分布，分散，標準偏差・誤差，対応のあるt検定，パラメトリック検定，χ^2（カイ二乗）検定など］や数式が取っつきにくいことにある．今回，数式や個々の手法は統計解析の専門家に委ね，以下では，医薬品の評価（有効性，安全性）に統計学がなぜ必要か，その前提となるバイアス（偏り）と精度，治験のデザインおよび患者数の設定について解説する．

● **バイアス（偏り）と精度**

　偏りと精度の関係を，射撃したときの的の痕跡で説明する（図2-40）．図2-40 の A は訓練された人が照準がきちんと整備された銃を使った結果である． B は照準が整備されているが，あまり訓練されていない人の結果で，的には当たるものの弾のバラツキが広い． C は訓練されている人が照準そのものが右上にずれている銃を使った結果になる． D は訓練されていない人が照準が右にずれた銃を使った結果になる．理想的には A のような，よりバイアス（偏り）が小さく（正確で），バラツキも小さい（精度が高い）ことがよいとされている．

　治験では A のようにはなかなかならない．では，どうすればよい治験の結果を導くことができるかというと，バイアス（偏り）が小さい，つまり，照準が調整されている B のような状態になるようにすることが望まれる．ということは，バイアスが小さい状態（照準がずれていない）で，正しく銃を撃てば，的の中央に当たる．つまり，正しく臨床試験を行えば正しい結論が導かれる状態にすることが治験の成功に

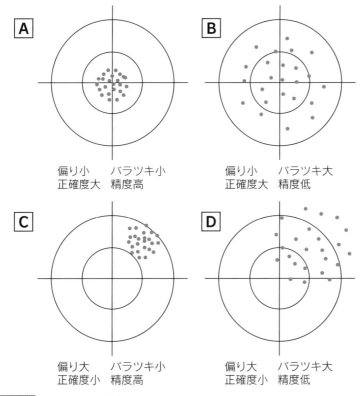

偏り小　バラツキ小
正確度大　精度高

偏り小　バラツキ大
正確度大　精度低

偏り大　バラツキ小
正確度小　精度高

偏り大　バラツキ大
正確度小　精度低

図2-40　**バイアスと精度**

つながることになる.

　そのためには，まず，患者全体（母集団）から被験薬の対象集団（標本）を選ぶ（抽出）ときに，バイアスを小さくすること，逆にいえば以下のようなことは避けるべきである.

> ① 治験責任医師などの判断により，都合の良い患者を選ばない
> ② 都合良く治験薬を割り付けない
> ③ 被験薬の薬効評価に対して，主観的要因で評価しない．また，先入観を持って評価しない
> ④ 都合の良い解析手法や解析対象を選択しない

　したがって，治験はバラツキの存在下の中で被験薬の有効性・安全性を判断する必要があるため，生物統計が必要となる.

● 治験のバイアスを最小限にするために，次のような方法がある.

① ランダム割り付け：被験薬および対照薬のそれぞれの群に確率的な操作でランダム化を行い，治験責任医師による患者の選択バイアスを回避する.

② 盲検化：割り付けられた治験薬を被験薬か対照薬の区別を治験責任医師にも患者にも紹介しないこと，つまり評価バイアスを減らす工夫をする.

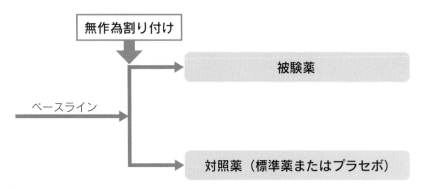

図2-41 二重盲検並行群間比較試験

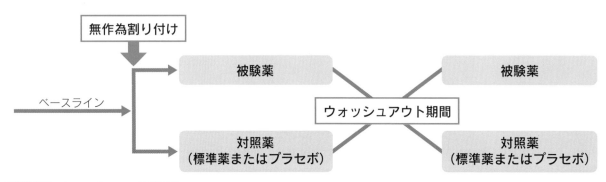

図2-42 クロスオーバー比較試験

● **二重盲検並行群間比較試験**

最も一般的な比較試験デザインが並行群間比較試験である（**図2-41**）. 登録基準（選択基準，除外基準）にしたがって選択された患者は，被験薬投与前に，一定期間の観察（ベースライン）を行い，通常，二重盲検のもとで被験薬群または対照薬群（標準薬またはプラセボ）に無作為に割り付けられ，いずれか一方の薬剤が投与される.

この方法は制約が少なく，得られる情報が多いといわれている. 対照薬に標準薬を選定する場合は，被験薬の標準薬に対する同等性または非劣性を確認する治験となることより，同等性（または非劣性）試験とも呼ばれる. 一方，対照薬にプラセボを選定するプラセボ対照試験の場合は，被験薬のプラセボに対する優越性を確認する治験となる.

● **クロスオーバー比較試験**

後発医薬品の生物学的同等性の際に用いられるデザインである（**図2-42**）. クロスオーバー比較試験は，交差試験または交互試験とも呼ばれる.

患者を一定期間の観察（ベースライン）後，無作為に2群に割り付け，それぞれの群に被験薬または対照薬（標準薬またはプラセボ）を一定期間投与する. 投与終了後，被験薬の影響がなくなる期間（ウォッ

シュアウト期間）が経過した後，被験薬投与した群には対照薬を，対照薬を投与した群には被験薬を投与する．比較的症状の安定している慢性の疾患で，傾向変動が見られず，薬剤の効果が速やかに発現し，かつ，治療中止後は患者が基準値の状態にすぐに戻り，薬剤の治療効果が可逆的な場合［すなわち，不可逆的（治癒または死亡）でない場合］に適している試験方法である．逆に，自然治癒傾向の大きい急性疾患には不適当とされている．並行群間比較試験に比べて，データのバラツキが少なく，症例数が少なくて済み，順序効果・時期効果もより分かることもメリットとなる．一方，デメリットとして，個々の患者にとって試験期間が極めて長い，持ち越し効果，順序効果，時期効果（時期と治療の交互作用）についての解析・解釈が難しい，ウォッシュアウト期間を設けるなどが挙げられる．

　治験の種類とデザインを選択する際，目的とする情報を得るために適切な治験デザインを検討・選択することが重要になる．

● **患者数の設定**

　患者数の設定では，以下に注意すること．

---

① 治験の目的を達成するために必要な症例数を決定すること
② 対照薬に対する優位性を検証する場合，症例数が試験の結果を左右する
③ 倫理的な面からも必要以上の症例数は設定すべきでなく，十分な評価ができるだけの必要最低限の例数にすること（薬剤の効果やバラツキ，医学的に意味のある差を検出するように事前の検討が必要になる）

● 統計解析担当者の業務は，前述の通り，統計解析の実施のみではなく，臨床開発の「計画」「報告」に深く関与する．具体的には適切な臨床試験のデザインや解析方法・必要症例数を提案することや，適切な解析方法を実行し，臨床試験の結果を客観的に評価することなどがある．具体的な統計解析業務としては，以下のようなものがある．
● 治験実施計画書中の特に臨床試験のデザイン，症例数の設計などの相談⇒統計解析方法の相談

● **統計解析の実施**
① 統計解析内容の確認，データクリーニングの必要性
② 統計解析計画書の作成：統計解析に関する詳細な文書，仕様の作成
③ 統計解析の実施：解析プログラムの作成・実行・確認
④ 統計解析報告書の作成：治験総括報告書中で引用される資料も含む

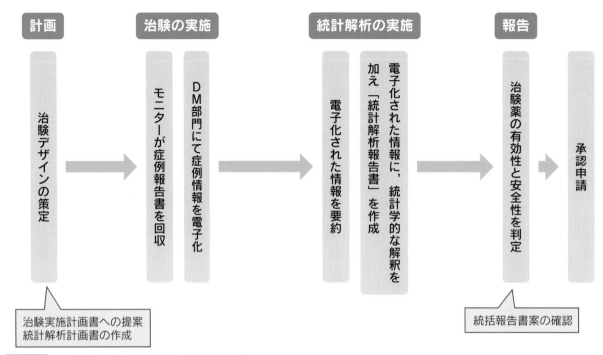

計画	治験の実施	統計解析の実施	報告
治験デザインの策定	モニターが症例報告書を回収／DM部門にて症例情報を電子化	電子化された情報を要約／電子化された情報に，統計学的な解釈を加え「統計解析報告書」を作成	治験薬の有効性と安全性を判定／承認申請
治験実施計画書への提案　統計解析計画書の作成			統括報告書案の確認

図2-43　臨床開発の流れにおける統計解析業務

● 図2-43 に，臨床開発の流れにおける統計解析業務について示す．データマネジメント部門にて電子化した情報を統計解析担当者が解析する．そのため統計解析が正確に実施されるようモニターは，前項（データマネジメント）で示した通り，CRF上の記載が曖昧でなく，情報不足とならないよう DA（direct access）や SDV を行う必要がある．

● 臨床試験方法論，生物統計学は最近の10〜15年で急速に展開している．これには他の統計の分野ではまったく存在しないランダム化割り付けであるとか，中間解析や生存時間解析などかなり特化した分野が含まれる．

● 以下の点について，ガイドライン等からの抜粋を示すので，参考としていただきたい．

・「臨床試験のための統計的原則」からの抜粋

「臨床試験のための統計的原則」（以下「本ガイドライン」）は，ICHにおける合意に基づき，臨床試験における統計的原則について記載したものであり，臨床試験から得られる結果の偏りを最小にし，精度を最大にすることを目標としている．特に，計画段階から試験統計家が参加すること，治験実施計画書の作成に当たっては解析方法等について妥当性も含め事前明記すること等が強調されており，多施設共同試験における施設の捉え方および施設当たりの症例数の設定に関する考え方，総合評価変数を用いる際の留意点等についても記載されている．

　本ガイドラインに述べられている原則の多くは，偏り（用語集参照）を最小にし，精度を最大にすることを目的としている．本ガイドラインでは，「偏り（バイアス）」という．用語を，「臨床試験の計画，実施，解析および結果の解釈と関連した因子の影響により，試験治療の効果（用語集参照）の推定値と真の値に系統的な差が生じること」という意味で用いる．偏りを低く抑えるためには，偏りの潜在的な原因を可能な限り明らかにすることが重要である．偏りの存在により，臨床試験から妥当性のある結論を導くことが困難になるおそれがある．

　臨床開発全体としての目的を達成するためには，通常それぞれが特定の目的を持った臨床試験の順序だったプログラムが必要である（ICH E8 参照）．このプログラムは，判断をくだす適切な時点と，知識の蓄積に伴う修正を認める柔軟性を持つ，一つまたは一連の臨床開発計画として明示されるべきである．承認申請では，臨床開発計画の趣旨および個々の試験がどのように寄与するかについて明確に述べるべきである．試験プログラム全体から得られる証拠の解釈と評価は，個々の試験からの証拠を総合する過程を伴うものである．

・**中間解析実施とデータ・モニタリング委員会運営のためのガイダンスからの抜粋**（日本製薬工業協会 医薬品評価委員会 データサイエンス部会　日本 CRO 協会 統計・DM ワーキンググループ　合同タスク 2012 年 6 月）

　データ・モニタリング委員会（Data Monitoring Committee：DMC）とは，進行中の臨床試験の中で蓄積されるデータを定期的にレビューし，その結果に基づいて試験継続の適切性や計画変更の必要性を治験依頼者に勧告するために設置される専門家委員会である（Ellenberg et al., 2002）．

　DMC は，臨床試験においてモニタリングの役割を担っている．ここでのモニタリングとは，試験の質の監視と関係したモニタリングではなく，試験治療の比較のために割付を明らかにするモニタリング（中間解析）を指す（ICH, 1998）．効果安全性評価委員会（Data and Safety Monitoring Board：DSMB）と呼ばれることもある．

　DMC の最も基本的な責務は，臨床試験の中間データをレビューし，被験者の利益を保護することを第一義として，試験を計画通りに続行することの適切性に関して治験依頼者に勧告を行うことである．試験を継続してよいが，安全性上の懸念や実施上の問題が理由で，試験デザインの一部を変更すべきという勧告（例えば，低用量への変更や追跡不能を減らすための手順の変更）を DMC が行うことも

ある（Ellenberg et al.,2002）．近年，欧米を中心に急速に普及しつつあるアダプティブ・デザインにおいても，DMCは重要な役割を果たす．アダプティブ・デザインは，臨床試験の継続中に，その試験で集積されているデータに基づいて，試験の妥当性およびインテグリティを損なうことなく，試験デザインのいくつかの側面の変更方法を決定する多段階（ステージ）試験デザインとして定義される（Dragalin, 2006）．試験デザインの変更には，被験者の割付け比率の変更，特定の治療群の中止を含めた用量設定，主要評価変数の変更，目標症例数の再設定などが含まれる．

・**統計手法専門コース（BioS）からの抜粋**

　医薬品開発に携わる企業においては，国際的にも通用する新薬開発と市販後研究のために，また臨床系の学会においては，国際的評価に足る研究を支える上でBiostatisticianを必要とする声は急速に高まりつつある．

　統計手法専門コースは，このような声に応えるために1989年に設立され，製薬企業において統計解析に携わる担当者を中心としてすでに約1,600名の修了生を送り出し，各方面から高い評価を得ている．

　第9回からは，模擬臨床試験の総合実習を取り入れ，成績の総合評価による合格認定も実施している．製薬企業において統計部門に新たに配属された方々，現在実務に携わっているもののもう一度基礎を固めたい方，他部門，他業種でも臨床統計のためのBiostatisticsを本格的に勉強したい方の学びの機会として設定されている．

承認申請に必要な書類

治験には，当然ですがモニターが携わる以外の業務があり，医薬品開発には色々な部門の人々が関わります．治験のプロトコルを読んだとき（また，将来プロトコルをたてる場合），「なぜこの投与量なのだろうか？」，「なぜ1日2回の投与なのだろうか？」，「なぜA剤と同時に服用してはならないのだろうか？」などと疑問に思うことがあると思います．これらは治験薬の特徴に起因するものであり，色々な部門から得られたデータを根拠に設定されています．これらのデータの概略は治験薬概要書にまとめられ，治験を実施するうえで治験責任医師や治験に関与する者への重要な情報源となります．

治験とは，「医薬品の製造販売承認申請の際に提出すべき資料のうち臨床試験の試験成績に関する資料の収集を目的とする試験」であり，治験で得られる「臨床試験の試験成績に関する資料」だけでは承認申請はできません．治験薬概要書にある他部門のデータ（資料）も申請資料なのです．実際には，承認申請にどのような資料が必要なのでしょうか．医薬品の有効成分が新規成分であった場合（新医薬品），以下に示す資料が必要になります．

---

① 起源または発見の経緯および外国における使用状況等に関する資料

② 製造方法ならびに規格および試験方法等に関する資料

③ 安定性に関する資料

④ 薬理作用に関する資料

⑤ 吸収，分布，代謝，排泄に関する資料

⑥ 急性毒性，亜急性毒性，慢性毒性，催奇形性その他の毒性に関する資料

⑦ 臨床試験の成績に関する資料

これらを大きく分類すると，「品質」（②，③が該当）「非臨床」（④，⑤，⑥が該当）および「臨床」（⑦）になります．「臨床」については，本書の「実践編」を参照していただき，Monitoring Roomでは，「品質」および「非臨床」について詳しく見ていくこととします．

化合物が医薬品になるために必要な三要素が「品質」，

「非臨床」そして「臨床」のデータです．どの要素が欠けても医薬品としては認めてもらえません．「品質」や「非臨床」に携わる人たちと直接のやりとりは生じないかもしれませんが，他部門を理解し仕事を進めることも大切なことですので，内容はしっかり把握しておきましょう．

① 医薬品の規格および試験方法

新医薬品承認申請時の品質関連事項のデータは，CMC（Chemistry, Manufacturing and Control）と呼ばれ，品質関連の薬事申請手続きを行う部署はCMC部門と呼ばれています．新医薬品の製造販売の承認申請を行う場合，その「品質」を裏づけるための試験成績資料を厚生労働省に提出することになります．医薬品の品質保証は，有効性と安全性を保証するためのものです．新医薬品の承認申請時には，原薬および製剤について，それぞれ製造方法，規格および試験方法に関する資料の提出が必要となります．原薬とは，製剤の生産に使用することを目的とする物質で，製剤の製造に使用されたときに有効成分となるものです．

規格および試験方法とは，原薬および製剤の品質を確保するための試験方法および試験結果を示したものです．化学合成による新医薬品の規格および試験方法は，「新医薬品の規格及び試験方法の設定について」(ICH Q6A)に基づき実施されます．規格および試験方法の設定に際しては，日本薬局方の通則，製剤総則，一般試験法，標準品および試薬・試液等を準用することを原則とします．生物薬品（バイオテクノロジー応

---

1. 名称
2. 構造式または示性式
3. 分子式および分子量
4. 基原
5. 含量規格
6. 性状
7. 確認試験
8. 示性値（物理的化学的性質等）
9. 純度試験
10. 水分含量（水分または乾燥減量）
11. 強熱残分，灰分または酸不溶性灰分
12. 製剤試験
13. 特殊試験
14. その他の試験項目（微生物限度試験，原薬の
15. 粒子径を含む）
    定量法
16. 標準物質
17. 試薬・試液

用医薬品／生物起源由来医薬品）の規格および試験方法の設定については，ICH Q6Bに示されています．

新医薬品の規格および試験方法（ICH Q6A）の記載項目の例としては，下記の項目になります．

含量規格は，製造過程，定量誤差および安定性等に基づき，有効性と安全性に関して同等とみなせる規格値を設定するものです．性状とは，原薬であれば形状（固体，液体），色などです．確認試験は，当該医薬品が目的物であるか否かを確認する試験です．示性値は，吸光度，旋光度，pHおよび融点などです．純度試験は，有機・無機不純物および残留溶媒の基準値に関するガイドライン（ICH Q3A，Q3B，Q3C）を参考に，個々の医薬品で設定すべき項目を判断します．規格項目には，性状，確認試験，定量法および純度試験のようにおおむねすべての原薬または製剤に適用されるものと，示性値や溶出性および製剤均一性のように，各原薬または製剤の特性に応じて設定するものがあります．

②安定性試験

新医薬品の安定性試験は，「安定性試験ガイドライン」〔ICH Q1A（R2）〕に基づき実施されます．このガイドラインでは，目的を医薬品の有効性および安全性を維持するために必要な品質の安定性を評価し，医薬品の貯蔵方法および有効期間の設定に必要な情報を得るために行う試験と定義しています．温度，湿度，光等のさまざまな環境因子の影響の下での品質の経時的変化を評価し，原薬については貯蔵条件，および有効期間またはリテスト期間（当該原薬が製剤の製造に使用できる期間），製剤については貯蔵条件および有効期間の設定に必要な情報を得るための試験です．安定性試験には，長期保存試験，加速試験および苛酷試験の3種類があります．

①長期保存試験および加速試験

原薬については，パイロットプラントスケール以上で製造された3ロット以上について試験を実施します．測定項目，分析方法および判定基準はガイドライン（ICH Q6A，Q6B）に記載され，原薬中の分解生成物の規格はICH Q3A（R2）で論議されています．保存条件は，一般的な原薬の長期保存試験では温度，湿度を25℃±2℃，60%RH±5%RHの条件下で12ヵ月（申請時点での最短試験期間）以上，加速試験では温度，湿度を40℃±2℃，75%RH±5%RHの条件

安定性試験

長期保存試験	申請する貯蔵方法において，原薬または製剤の物理的，科学的，生物学的および微生物学的性質が有効期間を通じて適正に保持されていることを評価する試験．
加速試験	申請する貯蔵方法で長期間保存した場合の化学的変化を予測すると同時に，流通期間中に起こり得る貯蔵方法からの短期的な逸脱の影響を評価する為の試験．
苛酷試験	流通の間に遭遇する可能性のある苛酷な条件における品質の安定性に関する情報を得るための試験であり，加速試験よりも過酷な保存条件を用いて行う．

下で6ヵ月実施します．

製剤については，3ロットについて実施します．3ロットのうちの2ロットはパイロットプラントスケール以上とし，もう1ロットは小規模でも差し支えないとしています．測定項目，分析方法および判定基準はガイドライン（ICH Q6A，Q6B）に記載されています．製剤の長期保存試験では温度，湿度を25℃±2℃，60%RH±5%RHの条件下で12ヵ月実施します．加速試験は，温度，湿度を40℃±2℃，75%RH±5%RHの条件下で6ヵ月実施します．

②苛酷試験

苛酷試験は，1ロットの原薬から原則として包装を除いた状態で試験を実施します．保存条件は，加速試験より過酷な条件で実施し，原薬の安定性プロファイルについての情報をつかみます．分解生成物の同定や分解経路を判断するのに役立ちます．通常，高温，高湿度，酸化，光による影響を検討します．光安定性試験の条件は「新原薬及び新製剤の光安定性試験ガイドラインについて」（ICH Q1B）に定められています．製剤の場合も同様で1ロットの製剤から原則として包装を除いた状態で実施します．

③薬理試験

薬理試験の目的は，薬物が生体機能に及ぼす種々の影響を科学的に説明することにあります．医薬品の承認申請時に求められる薬理試験資料は，次の3試験に分類されます．

薬理試験

効力を裏付ける試験（薬効薬理試験）	臨床試験で検証された有効性を薬理学的に裏付ける為に実施されます．各薬剤によって手法は異なるため，ガイドラインは作成されていません．しかし，既存薬との比較試験データやネガティブな結果が出た試験も提出する必要があります．
副次的薬理試験・安全性薬理試験	**副次的薬理試験** 物質は目的とする薬理作用だけでなく，副次的な作用も併せ持つ場合が多いため，それを検討するのが副次的薬理試験です．また，薬が生体内に入ったとき，代謝によって生ずる代謝物も薬理作用をもつことがあり，その検討も行われます． **安全性薬理試験** 目的とする薬効が得られても，ヒトに適用したときに，その他の臓器や機能に有害な作用を及ぼす場合があります．このような作用がないことを確認するために安全性薬理試験を実施します．安全性薬理試験は，ヒトの安全性に関連する望ましくない薬理作用を特定し，臨床で発生する可能性のある副作用を予測し，その対策を講じる上で重要な情報を得ることができます．
その他の薬理試験	薬力学的薬物相互作用に関する試験等を実施し，薬剤の相加作用，相乗作用，競合作用等を評価します．

①効力を裏づける試験

薬理作用とは，その薬の存在理由となる薬効を意味します．そして，その薬の目的とする効果を裏付ける試験が効力薬理試験です．
薬効を裏付ける試験の目的は，医薬品を投与することによって得られた臨床試験での有効性を，その医薬品の作用機序をもとに科学的，理論的に説明することにあります．

生体内でどのようにして薬理作用が発現するか，どの用量で，どの投与経路で，どの動物に投与したとき，どの程度の効果がみられるかなどを検討します．これらの試験はまず試験管内（*in vitro*）で臓器片などを使って行い，次にラット，マウス，ネコ，イヌなどの動物の生体内（*in vivo*）で行われます．また，健康な動物に投与した場合のほか，ヒトの病気を想定して作った病態動物モデル（例えば，高血圧ラット，関節炎モデルなど）を使った検討も行います．薬理作用はそ

れぞれの薬固有のものですので，これを検討する試験方法もそれぞれ異なるため，ガイドラインは作成されていません．

②副次的薬理試験・安全性薬理試験

副次的薬理試験は，効力を裏付ける試験とあわせて，新医薬品が潜在的に持っている全身への薬理作用の種類と程度を全般的に把握することを目的に実施される試験です．また，安全性薬理試験は，ヒトの安全性に関連する望ましくない薬理作用を特定し，臨床で発生する可能性のある副作用を予測，さらにその対策を講じる上で重要な情報を得ることを目的とした試験です．

安全性薬理試験の項目は，コアバッテリー試験とフォローアップ試験および補足的安全性薬理試験の3種類に分類されます．コアバッテリー試験とは，生命維持に有害な薬理作用を評価するため，中枢試験系に関する試験，循環器系に関する試験および呼吸器系に関する試験を実施します．コアバッテリー試験において重篤な副作用に関連する変化が出た場合，より詳細な情報を得るためにフォローアップ試験を実施します．補足的安全性薬理試験は，コアバッテリーや毒性試験で検討されていない器官系に対する有害な薬理作用を検討する試験と位置づけています．

それぞれの試験は，「安全性薬理試験ガイドライン」（H13.6.21医薬審発902），「一般薬理試験ガイドライン」（H3.1.29薬新薬4）に従って実施します．

③その他の薬理試験

薬力学的薬物相互作用に関する試験等が該当します．医療現場で併用される可能性のある医薬品に関して，併用することにより作用が強まる（相加作用，相乗作用）可能性および作用を打ち消し合う作用（競合作用）可能性について評価します．「薬物相互作用の検討方法について」（H13.6.4医薬審発813）に従って実施します．

④薬物動態試験

薬物動態試験は，薬物がヒトに投与された後に体内での吸収，分布，代謝，排泄を明確にするための試験でありADME（吸収：Absorption，分布：Distribution，代謝：Metabolism，排泄：Excretion）と略されます．

生体に投与された薬物は，まず初めに吸収され血流に入り，体内の各部位に分布し，作用部位に到達することで薬効を発現します．そして，肝臓などで分解・

代謝され尿中に排泄されます．これらの過程は薬物の物理化学的性質や年齢，さらに副作用や薬物相互作用などに関連してきます．

薬物の吸収は，物理化学的性質，剤形，投与経路によって決定されます．薬物の吸収を考え添加剤などを加えた多成分からなる製剤は，錠剤，カプセル剤，液剤として，さまざまな投与経路（経口，頬粘膜，舌下，直腸，注射，局所，吸入など）で投与しますので，薬物の吸収過程を明らかにする必要があります．

吸収された薬物は血液を介して全身に運ばれていきます．脳，精巣，胎盤などの重要な臓器には，物質の移行を制限する関門が存在し，必要な物を取り入れ，不要な物を吐き出すトランスポーターが存在します．また，脂溶性の高い薬物は脂肪組織に行きやすく蓄積することがあります．このように薬物の吸収後，各臓器および組織への分布ならびに蓄積性を明らかにします．

体内に入った薬物は，代謝あるいは排泄により体から消失します．排泄経路としては胆汁，尿への排泄が主な経路です．薬剤の主要な代謝物の排泄経路および排泄の程度と速度を明らかにします．

それぞれの試験は，非臨床薬物動態試験ガイドライン（H10.6.26 医薬審第496号）およびICH S3A，S3Bに従って実施します．

⑤毒性試験

毒性試験は，臨床において発生する可能性のある副作用をあらかじめ予測することを目的としています．毒性の標的臓器，用量依存性，回復性などについて評価し，初めて実施する臨床試験の初回投与量の推定，増量幅，中止基準など臨床での副作用を把握し，その指標を明らかにするために用いられます．毒性試験では，臨床の適用量を超える高用量での投与や過酷な曝露条件での試験を実施することができることから，薬の安全性プロファイルを幅広く探索することができます．

新医薬品の場合，毒性試験は「単回投与毒性試験」，「反復投与毒性試験」，「遺伝毒性試験」，「がん原性試験」，「生殖発生毒性試験」，「局所刺激試験」，「その他の毒性試験」に分類されます．安全性に関連するガイドラインの多くはICHで合意され，ICH S1～S5に従って試験を実施します．

1．単回投与毒性に関する資料（ICH S4）

2．反復投与毒性に関する資料（ICH S4）

3．遺伝毒性に関する資料（ICH S2）

4．がん原性に関する資料（ICH S1）

5．生殖発生毒性に関する資料（ICH S5）

6．局所刺激性に関する資料

7．その他の毒性に関する資料

バイオ医薬品は，ヒトで特異的な薬理作用を期待して開発されることから，動物での試験結果がヒトでの安全性評価に繋がらない可能性があります．このため，「バイオテクノロジー応用医薬品の非臨床における安全性評価」（ICH S6）が作成されています．

①単回投与毒性試験

急性毒性試験の目的は，被験物質を単回投与したときの急性毒性を質的・量的に明らかにすることです．新医薬品を初めて人に投与する際の投与量の算定根拠として用いられたり，過剰投与時の安全性を検討する際に用いられます．

②反復投与毒性試験

反復投与毒性試験の目的は，被験物質を繰り返し投与することにより認められる毒性を評価することや，毒性の発現量（毒性量）を求めるとともに，毒性所見の認められない用量（無毒性量）を求めることにあります．認められた毒性所見については，その内容や程度を評価し，臨床投与時の安全性を推測するデータとして活用します．

③遺伝毒性試験

遺伝毒性試験の目的は，生体で遺伝的な障害を引き起こす可能性のある物質を検出し，その程度を把握することにあります．遺伝毒性物質はDNAや染色体などに作用し，それらの構造的，数的な異常を誘発したりします．遺伝毒性にはさまざまなパターンがあり，単一の試験系ではそれらのすべてを評価することができないため，いくつかの試験と組み合わせて実施します．代表的な試験は以下の通りです．

> 1．細菌を用いる復帰突然変異試験
> 2．ほ乳類培養細胞を用いる染色体異常試験
> 3．げっ歯類を用いる小核試験
> 4．マウスリンフォーマ試験

④がん原性試験

がん原性試験の目的は，被験物質のヒトにおける発がん性の予測にあります．がん原性試験では多数の動物を用いて長期間にわたって実施する試験で，最大2年間の投与期間になります．

⑤生殖発生毒性試験

生殖発生毒性試験の目的は，被験物質のヒトにおける生殖機能全般に対する影響を明らかにすることにあります．生殖過程に対する影響は，交尾前からの影響に加え，受精，着床，胚発生，分化，成長，出産，授乳，出生児の成長過程におよぶ幅広い範囲での影響を評価するため，被験物質の投与期間を3試験に分けて実施します．

⑥局所刺激性試験

局所刺激性試験の目的は，被験物質が皮膚や目に接触した場合や局所投与した部位での障害の有無を調べることにあります．

生殖発生毒性試験

受胎能および着床までの初期発生に関する試験	本試験の目的は，交配前から交尾，着床に至るまでの間，被験物質を投与し，毒性および障害を調べることです．
出生前および出生後の発生および母体の機能に関する試験	本試験の目的は，着床の時期から離乳まで被験物質を投与し，妊娠・授乳期の母動物，胚・胎児および出生児に対する影響を調べることにあります．
胚・胎児発生に関する試験	本試験の目的は，着床の時期から器官形成期の妊娠期間中に被験物質を投与し，母動物および胚・胎児の発生・分化に及ぼす影響を調べることにあります．この投与期間は，胎児の主要な器官形成期の時期に当たり，被験物質の催奇形性を検出するのに適しているとされています．

注射剤，点眼剤，外用剤，坐剤などは投与経路によって以下の試験を選択して実施します．

> 1．皮膚一次刺激性試験
> 2．皮膚累積刺激性試験
> 3．眼粘膜刺激性試験
> 4．筋肉内局所刺激性試験
> 5．静脈内局所刺激性試験

⑦その他の毒性試験

免疫毒性，抗原性，依存性試験などがあげられます．これらの試験は対象となる医薬品の特殊性から選択して実施します．

毒性試験の実施時期

医薬品医療機器等法では医薬品の治験を実施する前に，「被験薬の品質，毒性及び薬理作用に関する試験その他治験を依頼（実施）するために必要な試験を終了していなければならない」と規定されています．毒性試験は，医薬品の臨床試験を開始する前にすべての試験が終了していなければならないということではなく，臨床試験の実施段階で，実施すべき試験が決まっています．臨床試験は第Ⅰ相試験から第Ⅲ相試験まで実施しますが，各相（フェーズ）の時期に合わせて事前に実施しておくべき必要な非臨床試験の実施時期を定めたガイドラインとして「医薬品の臨床試験のための非臨床安全性試験の実施時期について」（H10.11.13医薬審1019，H12.12.27医薬審1831）があります．

GLP（Good Laboratory Practice）

承認申請の添付資料として提出する毒性試験等（安全性薬理試験を含む）の結果は，データの信頼性を確保するためにGLP（Good Laboratory Practice）が制定されています．医薬品医療機器等法ではGLP基準として「医薬品の安全性に関する非臨床試験の実施の基準に関する省令」（H9.3.26省令21，H20改正省令114），「医療機器の安全性に関する非臨床試験の実施の基準に関する省令」（H17.3.23省令37，H20改正省令115）が定められ，信頼性保証部門の設置，試験を外部施設に委託する場合の委託者の責務を明確にするとともに，試験施設の構造設備，標準操作手順書の作成，動物の管理，プロトコルや最終報告

書の作成などが規定されています．2008年のGLP改正では，1つのGLP試験を複数の施設で実施する状況（複数場所試験）に対応するための改正が行われています（「医薬品の安全性に関する非臨床試験の実施の基準に関する省令の施行について」（H20.6.13 薬食発0613007）．毒性試験を実施した施設については事前にGLP適合性調査が行われ，承認申請時に提出された添付資料の毒性試験の実施施設のGLP適合性を確認することで，提出された資料が審査可能なデータであるか判断されます．

（萩田孝一）

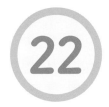

治験総括報告書の作成

- 「治験総括報告書」とは，個々の治験についての臨床および統計上の記述，提示および分析内容を1つの報告書に統合したものである．

  治験総括報告書が膨大になるのは，治験がGCPに従い科学的に実施され，得られた結果が当該被験薬の有効性，安全性を立証して開発の次のステージ，または申請に進むのに十分な根拠となっていることを漏れなくまとめるためである．したがって，本文の構成内容を大別すると，GCP遵守関連の陳述，治験の計画，有効性の評価，安全性の評価，考察と結論となる．

  なお，治験依頼者は，治験を終了したとき，または中止したときは，その結果等を取りまとめた総括報告書を手順書に従って作成することがGCPで求められている．

- 治験総括報告書の構成と内容については「治験の総括報告書の構成と内容に関するガイドライン」に従うこと．本ガイドラインは，治験の総括報告書の作成に当たり，構成と内容に関する指針を示すものである．本ガイドラインは，ICHガイドライン"Structure and Content of Clinical Study Reports"（ICH-E3）に基づいて作成されたものであり，本ガイドラインに基づいて作成された総括報告書の中核部分は，ICH参加地域のすべての審査当局に共通に受け入れ可能となる．個々の審査当局が特別に必要とする資料は，要求に応じてこの中核部分に添付する付録として構成される．

治験総括報告書に記載すべき内容と作成の手順

- 治験総括報告書の作成にあたっては，その作成担当者が最終的に必要な情報を常に念頭に置いて，治験実施計画書の立案から治験プロセス全体に関与することが望ましい．もちろん，治験総括報告書作成担当者のみではなく，モニター，データマネジメント担当者，統計解析担当者，薬物動態解析担当者などのメンバーが関与できるチームをできるだけ早期に編成することも必要と考える．治験総括報告書に記載すべき内容とその構成を 表2-31 に示す．
- 本文のほか，本文中または本文末尾に表や図を含み，さらに付録

表2-31　治験総括報告書に記載すべき内容と構成

1．標題ページ
2．概要
3．目次
4．略号および用語の定義の一覧
5．倫理
6．治験責任医師および治験管理組織
7．諸言
8．治験の目的
9．治験の計画
10．治験対象患者
11．有効性の評価
12．安全性の評価
13．考察と全般的結論
14．本文中には含めないが引用する表・図およびグラフ
15．引用文献の一覧表
16．付録

＊下線は治験実施計画書と共通

(appendix) として「治験実施計画書」「CRFの見本」「治験責任医師などに関する情報」「治験薬（被験薬，有効成分を含む対照薬またはプラセボ）に関する情報」「統計解析計画書およびその報告書」「関連する引用文献」「患者データ一覧表」などの重要な文書が添付される.

●治験総括報告書の項目のうち，データに依存しない1〜9章については，治験実施計画書からの引用の部分が多いため，可能な限り早めの対応（必要に応じて時制を変更するなど）を行い，作業の時間的負荷を少なくしておく. また，結果の部分（10〜14章，および16章の一部）は，解析結果が出た段階で速やかに対応を行う. なお，治験総括報告書の品質を向上するためにも，可能な限りテンプレート化や本文中の文書，図，表間の整合性の確認，本文部分と付録部分の整合性の確認，用語の統一などを事前にスケジュール化，作業分担を行うなどの工夫を行う. また，外資企業の場合，外国語で作成された文書を日本語に翻訳して日本国内の治験に使用することや，日本語で作成した文書を外国語に翻訳し，本社（海外）の承認を得ることがある. その場合には，翻訳のバリデーションを確立しておくことも重要なポイントになる.

● 治験で良い結果を出すためには，モニターは，常にGCPおよびガイダンスなどの規制および治験実施計画書，SOPを遵守して治験が行われているか否かをモニタリングする必要がある．また，モニターはモニタリングした事実を記録として正確で読みやすいモニタリング報告書を残す義務がある．治験総括報告書をまとめる際の以下に示す項目について，モニターの視点での留意点についてまとめる．

① 倫理
② 治験責任医師等および治験管理組織
③ 治験対象患者
④ 有効性の評価
⑤ 安全性の評価
⑥ 付録

● 倫理

● IRB

治験実施に先立ち，各医療機関のIRBで，治験実施計画書，CRF（見本），患者への同意説明文書／同意書の記載内容および治験実施の適否について，適切に審査が行われたことを確認する．

治験実施計画およびその修正が，IRBにより適切に審査されたことを確認する．モニターは，IRBの構成要件，治験実施の可否，治験継続の適否などについても確認する．また，同意説明文書などについて，IRBから表現などに関する指摘があった場合には，その内容と指摘に伴う変更が治験全体に影響を及ぼすかどうかについても確認する．

なお，モニターはモニタリングを通じて，治験実施計画およびその修正が，治験審査委員会により審査されたことを確認し，審議を依頼した治験審査委員会の一覧（確認が行われた年月日，ならびに委員の氏名および職名）を付録16.1.3，および治験責任医師および他の重要な治験参加者の一覧表および説明を付録16.1.4として添付することになるため，適宜まとめるようにすること（ 表2-32 ）．

● 治験の倫理的実施

治験がヘルシンキ宣言に基づいた倫理原則に従って実施されたことを確認し記載する．治験実施期間を通じて，倫理的な問題の発生について，医療機関からの報告の有無，医療事故（故意，過失），安全性に対する処置などによる治験実施計画書の変更・改訂についても確認する．

表2-32　治験総括報告書の付録作成に必要な資料一覧

	治験総括報告書	添付資料	添付様式見本（参照）	参考
16	付録	—	—	—
16.1.3	治験審査委員会の一覧（確認が行われた年月日，ならびに委員の氏名および職名），患者への説明文書および同意書の見本	—	表16.1.3 治験審査委員会の一覧	治験審査結果通知書治験審査委員会委員出欠リスト
		説明同意文書，変更対比表（雛形）	—	—
16.1.4	治験責任医師および他の重要な治験参加者の一覧表および説明（簡潔な1ページ程度の履歴書または治験の実施に関連する訓練や経験についての履歴書と同等の要約を含む）	治験責任医師の履歴書	表16.1.4 治験責任医師および他の重要な治験参加者の一覧	治験分担医師・治験協力者リスト

● **患者への情報および同意**

　インフォームド・コンセントが患者の登録との関係において，いつどのように得られたかを記載する．また，CRFに記載されていた同意取得年月日は，当該治験実施医療機関の契約日以降で，かつ，すべての観察期間の開始前であり，同意取得時期に問題ないことを確認する．

● **治験責任医師等および治験管理組織**

●治験の管理組織［治験総括（調整）医師，運営委員会，管理・モニタリング・評価委員会，研究機関等］を簡潔に本文中で説明を行うとともに治験における役割を明確に示す．

● **治験対象患者**

● **患者の内訳**

　治験に組み入れたすべての患者の内訳（無作為割り付けした患者数，組み入れた患者数，および治験の各スケジュールを完了した患者数）をモニターは明確に記録しておく．

● **治験実施計画書からの逸脱**

　重要な逸脱についてすべて記述すること．また，施設ごとに治験実施計画書からの逸脱について適切に要約（理由も含む）し，以下のような分類にまとめられるようにモニターは報告書を作成すること．また，症例およびデータの取り扱い（採用・不採用）を決定し，まとめる．特に，未完了症例（中止，脱落）と完了症例は明確に定義しておく必要がある．

> ① 組み入れ基準を満たしていないにもかかわらず，治験に組み入れられた患者
> ② 治験期間中に中止基準に該当するようになったが，中止されなかった患者
> ③ 治療方法や用量が不適切であった患者
> ④ 禁止されている併用療法を受けた患者

● 有効性の評価

● 有効性の各解析に採用した症例を定義し，解析に利用した症例データがいつ採用・不採用の基準が決定されたか，どのように設定されたかなどの経緯について記載する．解析については，事前に取り決められた内容（骨子は治験実施計画書に記載，詳細は統計解析計画書に記載）に基づいて，統計解析のデータセットを用いて，統計解析を実施する．

> ① 解析したデータセット
> ② 人口統計学的および他の基準値の特性
> ③ 治療の遵守状況の測定
> ④ 有効性に関する成績および個別患者データ一覧表

● 安全性の評価

● 疾患や薬剤の特性によって，求められる安全性の側面が多様であることを踏まえ，適切な分析を行う．関係するガイドライン「治験中に得られる安全性情報の取り扱いについて」に留意する．安全性の評価の対象症例については，例えば，投薬されたすべての患者を対象とするなど，十分に考慮する必要がある．

> ① 治験薬が投与された症例数，期間および用量
> ② 有害事象
> ③ 死亡，その他の重篤な有害事象および他の重要な有害事象
> ④ 臨床検査値の評価
> ⑤ バイタルサイン，身体所見および安全性に関連する他の観察項目

Monitoring Room

薬価

医薬品医療機器等法に基づいて製造販売承認された医薬品は，薬価が定められ，薬価基準に収載されることで，保険診療で使用できるようになります．薬価は病院における個人の窓口負担のほか，公的医療保険の財政にも影響します．また，薬価は製薬企業の収益に直結し，新たな医薬品開発などの企業活動の基盤になるので，薬価が日本で行われる治験の数や規模にも影響する可能性もあります．

近年，新医薬品開発の促進に向けた薬価制度の議論が盛んに行われています．一方で高度で高価な医療技術の増加による医療保険財政への影響が懸念されており，革新性が高く市場規模の大きな医薬品については，薬価の価格調整をする際に，有効性・安全性に加えて費用も考慮する費用対効果評価が制度化されました．さらに，医療費抑制の一環として薬価の安い後発医薬品の利用促進が図られてきました．このように薬価に関する話題には事欠きません．

薬価制度は国によって異なっており，例えば米国では製薬会社と医療保険会社が交渉で決定する自由価格であり，日本は国が定める公定価格です．日本では製薬会社が希望する薬価およびその根拠を記載した薬価基準収載希望書を厚生労働省に提出し，厚生労働省および薬価算定組織で薬価が検討された後，中央社会保険医療協議会への報告および了承を経て薬価が決定されます．

薬価の算定方法のフローを以下の図に示します．類似薬がない場合は，製品総原価，販売費，営業利益，流通経費および消費税など医薬品の製造や販売にかかる経費を基に薬価が算定されます（原価計算方式）．効能・効果や薬理作用などが類似する類似薬がある場合，市場での公正な競争を確保する観点から，新薬の一日薬価は最類似薬の一日薬価に合わせられます〔類似薬効比較方式（Ⅰ）〕．原価計算方式および類似薬効比較方式（Ⅰ）において，新医薬品が臨床上有用な新規の作用機序を持ち類似薬に比べて有効性や安全性が高い場合や，希少疾病用医薬品である場合，または小児の用法・用量や効能・効果を取得する場合など，類似薬に比べて高い有用性が臨床試験成績などから示されている場合は，補正加算が適用され，その分が類似薬の一日薬価に上乗せされます．

薬理作用類似薬が3つ以上存在し，かつ補正加算の対象外である新規性が乏しい医薬品は，過去数年間の類似薬のうち，最も低い一日薬価に合わせて算定されます〔類似薬効比較方式（Ⅱ）〕．

類似薬効比較方式（Ⅰ），（Ⅱ）のいずれでも，5mg錠と10mg錠のように複数の有効成分量が同時に薬価収載される場合，年間販売量が最も多いと見込まれる有効成分量とその他の有効成分量の関係や，類似薬の有効成分量と薬価の関係を考慮し，各含量の医薬品の薬価が定められます（規格間調整）．

同一効能の当該医薬品が外国にある場合は，外国の薬価から大きく乖離しないように，外国（米国，英国，

薬価算定のフロー

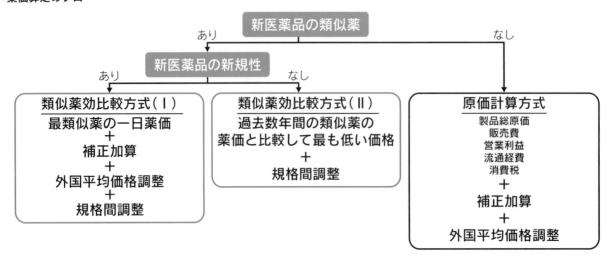

ドイツおよびフランス）の薬価の平均額を参考にして調整が行われます（外国平均価格調整）．

　このような算定方式によって同一成分でも大きく異なる薬価が算定されることがあります．例えば，ゾニサミドは古くからてんかんに使われる医薬品で，薬価は100mg1錠38.5円でした．一方，ゾニサミドがパーキンソン病の効能を新たに取得した際，類似薬効比較方式（I）に従い，効能・効果が類似する塩酸セレギリンの一日薬価：1錠344.40円×1日3錠＝1033.20円に，「既存治療において効果が十分でなかった患者で運動機能の改善が示され，治療方法の改善が示された」ことから補正加算が5％加えられ，25mg1錠1084.90円（1日1錠服用）とされました．用量あたりに換算すると，効能によって薬価が100倍以上違うことになります．

　薬価は薬価基準に収載された後に改定されます．例えば，医療機関や薬局に対する実際の医薬品の販売価格（市場実勢価格）を考慮した2年ごとの引き下げや，年間販売額が薬価収載時の予測年間販売額を一定以上超えた場合の引き下げ（市場拡大再算定）が行われています．

（福永悟史）

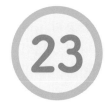

適合性書面調査と GCP実地調査

- 「適合性調査」とは，書面調査と実地調査からなるものである．医薬品などの承認審査は，信頼性のある資料に基づく厳格な審査がPMDAによって行われる．

- 適合性書面調査は，厚生労働省医薬・生活衛生局医薬品審査管理課長通知「新医薬品の承認申請資料適合性書面調査，医薬品のGCP実地調査及び医薬品のGPSP実地調査等に係る実施要領について」（令和2年8月31日付薬生薬審発0831第4号）および独立行政法人医薬品医療機器総合機構理事長通知「医薬品の承認申請資料に係る適合性書面調査及びGCP実地調査の実施手続き並びに医薬品の中間評価，再審査及び再評価申請資料の適合性書面調査及びGPSP実地調査の実施手続きについて」（令和2年8月31日付薬機発第0831001号）に基づいて実施されている．

- PMDAによる調査は，医薬品医療機器等法第14条第6項に則って，あらかじめ審査資料の信頼性基準に適合するか否かについて書面による調査または実地による調査であり，医薬品医療機器等法施行規則43条（申請書の信頼性の基準）で求められる「正確性」「完全性・網羅性」「保存」に重点が置かれる（ 図2-44 ）．

  臨床試験について行う適合性書面調査では，GCP調査の一部である．書面によるGCP調査では，調査対象試験を抽出され，当該試験の実施医療機関については調査対象機関の抽出は行っていない．つまり，ピボタル（重要）な試験は必ず調査対象とし，また，当該試験を実施したすべての医療機関から症例を抽出して調査するとされている．

  詳しくは，実際に調査を担当するPMDAからの通知「新医薬品の承認申請資料適合性書面調査，医薬品のGCP実地調査及び医薬品のGPSP実地調査等に係る実施要領について」（令和2年8月31日付け薬生薬審発0831第4号）などを参照．なお，最近の調査形式は「訪問型書面調査」に多くが移行し，GCP実地調査と同日調査が主体となっている．

- PMDAが示す通り，適合性書面調査とGCP実地調査を組み合わせることにより，国際レベルでの申請品目の生データから申請資料までの

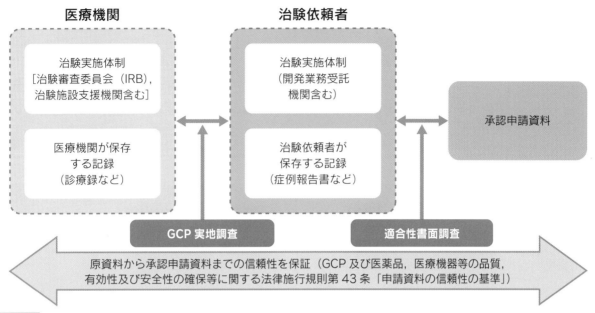

図2-44　適合性書面調査，GCP実地調査の位置付け

信頼性を保証することになる．そのような方針については変化がないが，近年の治験環境に応じて，海外における調査やeCRFの事前調査など，時代背景の中でPMDAの調査方法も変化している．また，どのような視点でその調査を行うかについてチェックリストがWebでも公開されている．

● PMDAが公表しているチェックリストには，「チェックリストは申請者や医療機関の皆様方の参考のために公開しています．自己点検等にご活用ください」と記載がある．つまり，唐突なチェックが行われるわけではないということである．

　なお，「新医薬品の承認申請資料適合性書面調査，医薬品のGCP実地調査」における調査の対象となる承認申請資料（臨床部分の抜粋）およびその根拠資料は以下の通りとなるので，モニターは常に承認申請資料となることを考慮するとともに資料保管部門，品質管理部門との連携を行い適切に保管すること．

《参考》「新医薬品の承認申請資料適合性書面調査，医薬品のGCP実地調査」

2．調査の対象となる承認申請資料およびその根拠資料（臨床部分）抜粋

⑷　規則第40条第1項第1号のト（臨床部分）については，治験実施計画書・治験使用薬概要書およびその作成・変更に関する資料，治験実施医療機関の選定に関する資料，治験の依頼・契約に関する資料，被験者への補償措置に関する資料，モニタリングに関する資料，副作用等の報告に関する資料，症例報告書およびこれに関連するデータ収集システムに関する資料，集計・解析に関する資料，治験成績に関する資料，治験使用薬の管理に関する資料，

治験総括報告書，監査に関する資料，これらに関連する書類等の根拠資料を対象とする.

● 適合性書面調査およびGCP実地調査では，治験に関する記録（上記等）から治験が，被験者の人権，安全，福祉の向上を図り，治験実施計画書を遵守して実施され，科学的な質と成績の信頼性が確保されているかを検証することを目的とされている.

　モニターが係った承認審査資料としては，依頼者側の根拠資料であるCRFなどがあり，一方，実施医療機関ではカルテなどがある. 大切なのは，以下の3点である.

> ① 臨床試験成績に関する資料がGCPに従って収集され，作成されていること
> ② 治験の依頼，実施，モニタリングなどがGCPに従っていること
> ③ 「申請資料の信頼性の基準」に従って，試験結果に基づいて適切かつ正確に申請資料が作成されているかどうかを書面および実地調査により確認できること

● GCP実施調査：調査対象施設および調査内容について

　全試験実施施設から調査対象施設を抽出される. PMDAとしての判断としては，通常品目の場合には治験依頼者および治験実施医療機関4施設程度，優先審査品目の場合には治験依頼者および治験実施医療機関2施設程度とされている. なお，調査対象医療機関の選定は，ピボタル（重要）な治験の実施状況，治験実施症例数，過去のGCP調査の実績等を参考に選定されている. 具体的には，PMDAの調査担当者が治験依頼者および医療機関を訪問し，当該品目に係る治験の依頼の手続および管理状況等，医療機関の受入れ体制や実施状況についてGCP適合状況を調査されている.

● 調査結果については，GCP適合性調査後，承認申請品目の臨床試験データパッケージ全体のGCP適合性を，適合（適合，条件付き適合），不適合の3段階で評価し，治験依頼者・申請者に通知するとされている.

　具体的には，機構理事長名で治験依頼者／申請者およびGCP調査を行った治験実施医療機関の長宛に「GCP実地調査結果通知書」として発出される. 治験依頼者／申請者宛の文書には，「調査対象品目名」「調査対象承認申請資料名」および「評価結果」が記載され，また「GCPに不適合な事項」「改善すべき事項」が認められた場合は，その根拠条文とともに別添として記載される.

　「GCPに不適合な事項」は，調査対象承認申請資料がGCPに従って収集，作成されたものであることが確認できず，当該資料の全部また

┌───┐
│　　　　　　　**GCP 実地調査では**　　　　　　　│
│　　　　　　　　　　　　　　　　　　　　　　　　│
│　治験に関する記録から，治験が，被験者の人権，安全，福祉 │
│　の向上を図り，治験実施計画書を遵守して実施され，科学的 │
│　な質と成績の信頼性が確保されているかを検証します．　　│
│　　　　　　　　　　　　　　　　　　　　　　　　│
│　┌───────────────────────────────┐　│
│　│　**形式的な照合や間違い探しではありません．**　│　│
│　└───────────────────────────────┘　│
│　　　　　　　　　　　　　　　　　　　　　　　　│
│　主な視点　　　　　　　　　　　　　　　　　　　│
│　○被験者の人権等への配慮がされていたか　　　　　│
│　○有効性や安全性の評価に影響を及ぼす事例の有無　　│
│　（例）・治験の実施に十分な設備，人員を有しているか　│
│　　　　・緊急時に被験者に必要な措置を講ずることができるか │
│　　　　・治験審査委員会の運営状況　　　　　　　　│
│　　　　・同意の取得方法は適切か　　　　　　　　　│
│　　　　・原資料等の記録の保存体制　　　　　　　　│
│　　　　・治験実施計画書に従い実施されているか　　│
│　　　　・治験実施計画書からの逸脱を認識し，再発防止がされているか │
│　　　　・原資料に記載された有害事象等が症例報告書に記載されているか │
└───┘

図2-45　PMDA による GCP 実地調査に関する説明

は一部を承認審査の対象から除外するなどの措置が必要と判断した事例になる．また「改善すべき事項」は，GCPからの逸脱ではあるものの被験者の安全は保たれており，試験全体の評価に影響しないと判断された事例で，原則として自主的に改善を求める事項になる．

　なお，調査において申請者側と調査担当者（調査員・調査官）とのやり取りの中で，調査員のコメントや照会事項がある．その内容に過剰反応する申請者が多く見受けられたことから，PMDAからは，**図2-45** にある内容を公表している．また，GCP実地調査の結果に対する機構の判断は，適合性書面調査の結果に対する機構の判断とともに，審査報告書に **図2-46** の事例を公表している．

●モニターは，下記のGCPの2つの視点に留意して業務を行うことが大切である．そして，依頼者側の申請時の担当者がPMDAに説明しやすい根拠を残すべきである．

　なお，国際共同治験においても，基本的にはICHにおける合意内容に基づいており，当局の調査の視点は同じである．もちろん，申請する規制当局の求めに応じた治験を行っていることが前提である．

┌───┐
│　① 被験者の人権の保護，安全の保持，福祉の向上　　│
│　② 治験の科学的な質，成績の信頼性　　　　　　　│
└───┘

審査報告書の記載例

1. 適合性書面調査結果に対する機構の判断

医薬品、医療機器等の品質、有効性及び安全性の確保等に関する法律の規定に基づき承認申請書に添付すべき資料に対して書面による調査を実施した。その結果、提出された承認申請資料に基づいて審査を行うことについて支障はないものと機構は判断した。

2. GCP 実地調査結果に対する機構の判断

医薬品、医療機器等の品質、有効性及び安全性の確保等に関する法律の規定に基づき承認申請書に添付すべき資料（〇〇、…）に対してGCP 実地調査を実施した。その結果、全体としては治験がGCP に従って行われていたと認められたことから、提出された承認申請資料に基づいて審査を行うことについて支障はないものと機構は判断した。なお、試験全体の評価には大きな影響を与えないものの、一部の実施医療機関及び治験依頼者において以下の事項が認められたため、当該実施医療機関の長及び申請者（治験依頼者）に改善すべき事項として各々通知した。

〈改善すべき事項〉

実施医療機関
・治験実施計画書からの逸脱（併用禁止薬の使用）
・原資料と症例報告書の不整合（有害事象の未記載）

治験依頼者
・治験実施計画書からの逸脱（併用禁止薬の使用）に関し、モニタリングで適切に把握していなかった

図2-46　PMDA による GCP 実地調査結果，審査報告書の説明

具体的な薬価算定方法

読者の皆さんは，薬を開発するための資金（人件費も含まれる）となる薬の値段について，当然興味をもつでしょう．病院や薬局で薬を受け取るときには，調剤料や診察料も加算されていますし，そのうち患者が負担するのは大抵の場合は3割だけですので，もしかしたら薬の値段を意識する機会は少ないかもしれません．

日本では医療用医薬品の価格は診療報酬制度で決まっており，これを薬価と呼びます．2020年11月現在，日本で一番薬価が高い薬は脊髄性筋萎縮症（SMA）の治療薬であるゾルゲンスマ®（一般名：オナセムノゲン・アベパルボベク）で，1回の治療にかかる費用は1億6,707万7,222円です．この値段は既存の類似薬と比較して薬価を算出する「類似薬効比較方式」という方法で決められました．

ゾルゲンスマ® が販売されるまで，脊髄性筋萎縮症（SMA）にはスピンラザ®（一般名：ヌシネルセンナトリウム）という薬が使われてきました．スピンラザ® の薬価は949万3,024円（2020年11月現在）で，ゾルゲンスマ® と比べると大分安く感じます．しかし，ゾルゲンスマ® は1回静脈投与すれば終了するのに対し，スピンラザ® は導入時に4回投与したあと，4ヵ月間隔で投与を続けなければなりません．そのため，ゾルゲンスマ® を使うことでスピンラザ® の投与が不要になる期間を計算し，その期間に投与されるはずだったスピンラザ® 11本分の薬剤費（949万3,024円×11本＝1億422万3,264円）をベースに薬価を算出しています．さらに，有用性加算や先駆け審査指定加算などが加わり，最終的に1億6,707万7,222円という高額な薬価になりました．

では，ゾルゲンスマ® の薬価算定の基準となったスピンラザ® の薬価はどのように決められたのでしょうか．スピンラザ® はSMAに対する適応をもつ初めての薬で，それまで類似薬はありませんでした．そのため，原材料費，労務費，製造経費から製造原価を算定し，これに販売費・一般管理費，営業利益，流通経費，消費税等を上乗せすることで薬価を算出する「原価計算方式」という方法で決められました．さらにスピンラザ® は致死的な疾病に対して治療手段を提供する初めての医薬品であることや，希少疾病医薬品に指定されることを踏まえ，平均的な営業利益率に対し＋35％の加算がつきました．

近年，ゾルゲンスマ® やスピンラザ® のほかにも，キムリア® やステミラック® などの高額な医薬品が開発され，その値段の妥当性が議論されています．医療技術が進歩し，治療困難だった病気が治るようになるのはよいことですが，このまま高額医薬品が増え続ければ，医療保険財政が破綻する恐れがあります．

そこで，イギリスやフランスなどの諸外国では，医薬品の費用対効果を分析して，その結果に基づいて薬価を調整する仕組みを採用しています．日本においても，2010年ごろから厚生労働省の審議会である中央社会保険医療協議会（中医協）が検討をはじめ，2018年の薬価改定では試行的に導入されています．さらに，2019年4月からはピーク時の市場規模予測が100億円以上の新薬などを対象に本格導入となりました．

費用を効果で割ったものを費用効果費（Cost-Effectiveness Ratio：CER），増分費用（費用がどのくらい増加するか）を増分効果（効果がどのくらい増加するか）で割ったものを増分費用効果比（Incremental Cost-Effectiveness Ratio：ICER）と呼びます．一般的に薬の費用対効果を比較するときはICERを用います．ICERの値が小さいほど費用対効果に優れた薬といえるでしょう．このとき，効果の指標を何にするかが難しいのですが，さまざまな病気を同じ土台で比較するために，完全な健康状態に換算した場合の寿命（質調整生存年，Quality-Adjusted Life Year：QALY）を使用することが多いです．

われわれは1QALYあたりいくらなら支払えるでしょうか．薬の値段を考えることは，命の値段を考えることと言っても過言ではないかもしれません．

（伊藤瞭子）

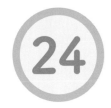

必須文書（治験に係る文書または記録）

- 必須文書とは，治験を実施する依頼者や実施医療機関などがGCPに基づいて作成，保存が義務付けられている文書で，治験の実施によって得られたデータの質を，個々にまとめて評価することのできる文書の「通称」である．

- かつて，いわゆる必須文書は127種類もあったといわれていたが，その当時においても，「ICH-GCPで求められている文書数58種類」と比較するまでもなく，日本の治験現場において多大な労力と資源に係る負担の要因とされていた．

- 必須文書は，被験者の人権や安全性，そして治験のデータの信頼性が確保されていることを証明することができる記録であり，適切に保管されていなければならないものである．

- 治験実施の過程の記録などを文書化し，保管しておくことによって，モニターなどが治験の手順の確認，治験の適切な管理および関係法規の遵守状況の確認などができることになる．

- 現在では治験の国際化の波の中で「治験のあり方」が検討された結果，約60種類に整備されている．具体的には，2007年10月2日付の当局からの通知，「治験に係る文書又は記録について」（薬食審査発第1002002号審査管理課長通知，以下，「治験文書通知」と称する）により，「必須文書」が「治験に係る文書又は記録」（「治験に係る文書等」とも称される）とされ，「治験に係る文書又は記録」の例示となった経緯がある．

- その後，『「医薬品の臨床試験の実施の基準に関する省令」のガイダンスについて』（2012年12月28日付）の通知を受けて，「治験文書通知」を廃止し，「治験に係る文書又は記録」の一覧の例として新たに通知されている．さらに"『「医薬品の臨床試験の実施の基準に関する省令」のガイダンスについて』の改正について"（2020年8月31日付　薬生薬審発0831第15号）では，保存すべき記録（治験審査委員会：第34条及び実施医療機関：第41条）を参照するとともに，「治験に係る文書又は記録について」は『医薬品の臨床試験の実施の基準に関する省令』等の改正に伴い，改正（事務連絡　2020年8月31日付）さ

れているので，確認すること．

《参考》「治験に係る文書又は記録について」［厚生労働省医薬食品局審査管理課（2020年8月31日付）］
その別添にある「治験に係る文書又は記録」一覧の例をみると，治験に係る文書等は，「治験に係る文書又は記録」一覧の「文書の名称」欄ごとに作成することが望ましいが，必要な記録等が適切になされるのであれば，必ずしもこの例に限定するものではないとされている．
なお，ICHにおける定義では，必須文書をEssential Documentsと表記し，治験の実施および得られたデータの質の評価を可能にする文書類をいうとしている．国内では，「治験に係る文書又は記録」が相当することと解されている．

● 「必須文書」である「治験に係る文書又は記録」は，規制当局による調査または治験依頼者もしくは自ら治験を実施する者の監査担当者による監査等の対象となるものであり，それに対応できるように整理しておく必要がある．したがって，GCPの業務に係る依頼者側の担当者，実施医療機関の担当者のそれぞれで生ずる上記の対象になる文書であることを周知しておく必要がある．

《参考》「治験に係る文書又は記録」一覧について
「治験に係る文書又は記録」一覧は，個々にかつまとめて治験の実施および得られたデータの質を評価し，また，治験の手順の確認，治験の適切な管理および関係法規等の遵守状況を確認する上で役立つよう，その文書等が作成される治験の段階等に応じて，Ⅰ）治験開始前，Ⅱ）治験実施中，Ⅲ）治験の終了または中止・中断後および，Ⅳ）開発業務受託機関または治験施設支援機関で保存する文書・記録の4つに分けて，それぞれの文書等に含まれる内容とその説明および保存場所を示している．ただし，治験に係る文書または記録（以下「治験に係る文書等」）は，治験のデザイン等によって異なり得ることから，その治験における重要性と関連性に基づき，追加または（治験開始前に）正当と判断される場合には不要となることもあるため，「治験に係る文書又は記録」一覧との相違があり得ることに留意すること．

● 「必須文書」は治験期間を通して，治験責任医師または実施医療機関および治験依頼者の双方において必須文書が整備されていなければならないものである．

　したがってモニターは，定められた文書の保存責任者の下で，必要なすべての必須文書が実施医療機関で適切に記録，保管がされていることを確認することになる．その過程の中で，「治験開始前」「治験実施中」「治験の終了または中止・中断後」に分けて，文書の内容と保存場所を一覧にまとめ，モニターやPMDAなどによる直接閲覧に対応できるよう，整理しておくことも重要と考えられている．

●厚生労働省は，以下に示す通り，治験実施に関する「統一書式」の考え方をまとめている．電子化が進むことも考慮し，すべての統一書式については，必要部数や正本，写しを不要とするほか，治験実施計画書から読み取れる情報の記載は求めない．また，省令で求める必要最低限の情報に限定する方針を打ち出している．

●必須文書にはGCPで求められるさまざまな文書があり，統一書式などは，治験開始前，治験実施中，治験の終了または中止後など時期によって発生するものが異なる．

《参考》治験実施に関する統一書式の考え方

「新たな治験活性化5カ年計画」（平成19年3月）に基づく重点的取組事項（アクションプラン）の一つとして「治験の効率的実施および企業負担の軽減」があった．このアクションプランの成果の一つとして「治験の依頼等に係る統一書式について」（平成19年12月21日付け医政研発第1221002号厚生労働省医政局研究開発振興課長通知．平成21年2月6日一部改正．平成24年3月7日付け医政研発0307第1号・薬食審査発0307第2号一部改正．以下「旧通知」という）により統一書式が示された経緯がある．

平成26年7月1日に課長通知として『新たな「治験の依頼等に係る統一書式」の一部改正について』が交付され，治験手続等のさらなる効率化に資するため，「再生医療等製品の臨床試験の実施の基準に関する省令」（平成26年厚生労働省令第89号）の施行に基づき再生医療等製品の治験に関する様式を追加された．さらに，平成30年7月10日に『新たな「治験の依頼等に係る統一書式」』の一部改正（薬生機審発0710第2号，薬生薬審発0710第2号，薬生機審発0710第2号）について交付されたので，確認すること．

令和元年に公布された「医薬品，医療機器等の品質，有効性及び安全性の確保等に関する法律等の一部を改正する法律」（令和元年法律第63号）の施行に関し，令和2年8月31日に「医薬品，医療機器等の品質，有効性及び安全性の確保等に関する法律等の一部を改正する法律の施行に伴う関係省令の整備等に関する省令」（令和2年厚生労働省令第155号）が公布されたので確認すること．運用を定めた『「医薬品の臨床試験の実施の基準に関する省令」のガイダンスについて（薬生薬審発0831第15号）』も令和2年8月31日に改正されているので，確認すること．

●「必須文書」の例示といえる統一書式の内訳としては，　表2-33　として存在している．

表2-33　統一書式一覧

統一書式番号	資料名	統一書式番号	資料名
書式1	履歴書	書式13	重篤な有害事象に関する報告書（医薬品製造販売後臨床試験）
書式2	治験分担医師・治験協力者リスト	書式14	有害事象及び不具合に関する報告書（医療機医治験）
書式3	治験依頼書	書式15	有害事象及び不具合に関する報告書（医療機器製造販売後臨床試験）
書式4	治験審査依頼書	書式16	安全性情報等に関する報告書
書式5	治験審査結果通知書	書式17	治験終了（中止・中断）報告書
書式6	治験実施計画書等修正報告書	書式18	開発の中止等に関する報告書
書式7	（欠番）	書式19	有害事象及び不具合に関する報告書（再生医療等製品治験）
書式8	緊急の危険を回避するための治験実施計画書からの逸脱に関する報告書	書式20	有害事象及び不具合に関する報告書（再生医療等製品製造販売後臨床試験）
書式9	緊急の危険を回避するための治験実施計画書からの逸脱に関する通知書	詳細記載用書式	（書式12，書式13，書式14，書式15，書式19，書式20の詳細記載用）
書式10	治験に関する変更申請書	参考書式1	治験に関する指示・決定通知書
書式11	治験実施状況報告書	参考書式2	直接閲覧実施連絡票
書式12	重篤な有害事象に関する報告書（医薬品治験）		

GMP

治験に携わっている方は，医薬品を作るときのルール（場所や作り方）として，GMPがあることはよくご存知かと思います．GMP（Good Manufacturing Practice）は，「医薬品および医薬部外品の製造管理及び品質管理の基準」の略称として使われていますが，これだけでは残念ながら何が書いてあるのかは，わかりにくいですよね．

そこで今回は，GMPを少しでも理解するために，「全国展開するハンバーガーメーカーXYのABCバーガー」を例えとして，何がGMPなのか，医薬品を作るときになぜGMPが必要なのか，少し紐解いてみましょう．読み進めるにあたって1つお願いですが，ABCバーガーの作り方の説明と同時に薬が作られる工程を想像して読んでいただければありがたいです．

ハンバーガー作りのレシピを説明する前に，ハンバーガーを作るときに必要なことがもう一つあります．それは作る場所，使う道具，環境です．

例えば，すきま風が入ってきたり，油まみれになっていたり，壁がボロボロで，ほこりまみれの場所で，汚いフライパンを使って作られたハンバーガーを皆さんお口にできますでしょうか．さらに，ねずみやゴキブリがウロウロしていようものなら，そんな場所で食べ物を口にするなんて，とてもとても無理なご相談ってところでしょう．無理ムリ，絶対にありえない話ですよね．食品では食品衛生法という法律があり，このような環境下で食品を作ることは許可されません．当然といえば当然のことですよね．

では，薬の場合はどうでしょう．薬は，ハンバーガーのように，口から摂取するだけでなく，注射のように体内に直接投与するようなものまでありますので，ハンバーガー同様，いや，それ以上に作る場所環境にはさらなる厳重な注意が必要だとは思いませんか．GMP省令には，どのような構造の製造所で，どのような管理をすればよいかがしっかりと書かれています．

それでは，これからハンバーガー（薬）作りの説明です．

まずソース作りからです．

① トマトを5mm角ほどのみじん切りにします．

② フライパンにオリーブ油とにんにくみじん切りを入れ弱火にかけます．

③ いい香りがしてきたら中火にして，玉ネギ，人参，セロリを入れてしんなりするまで炒めます．

④ 合挽ミンチを入れて色が変わるまで炒めます．

⑤ マギーブイヨン，ケチャップ，胡椒，ナツメグ，塩，砂糖を入れて沸騰したら弱火にして時々混ぜながら15分煮ます．

⑥ 生クリームとみりんを入れ，2〜3分煮たら火を消し，一度常温で放置し，冷ましたらソースの完成です．

次はパテ作りです．

① ボウルに合挽ミンチ，すりおろし玉ネギ，パン粉，牛乳，卵黄，塩，ナツメグ，粗挽き胡椒を入れ，よくこねます．

② バンズより少し大きめの円形に成型します．

③ フライパンに薄く油をしき中火に熱し，パテを両面焼きます．膨らんでくるのでフライ返しで抑えながら焼きます．これでパテは完成です．

いよいよ仕上げです．

① トースターにアルミホイルをしき，バンズの裏を上にして裏面に焦げ目がつくまで焼き，裏面にバターを塗ります．

② 底のバンズの上にパテをおき，マスタードを塗ります．（多すぎると酸味が気になります）

③ その上にマヨネーズをのせ，玉ネギのみじん切りをのせます．（マヨネーズの種類が違うと酸味が気になります）

④ その上にソースをたっぷりかけて，トマトを置き，上のバンズをかぶせてハンバーガーが完成です．

以上がハンバーガーのレシピになりますが，薬の作り方を想像しながら読んでいただけましたでしょうか．

レシピの紹介では定められている詳細な量，火加減は書くことを少し控えましたが，前述のように量や方法が確立したレシピがあるからこそ，全国展開するハンバーガーメーカーXYのABCバーガーというものが，「同じ具材が入っているぞ」「どこで食べても同じ味がするね」「やっぱり同じ価格なんだね」ということになるわけです．

例えば，朝，東京のお店で食べたABCバーガーにはパテが2枚で新鮮なレタスがはさまっていてとても美味しかったので，また夜，埼玉のお店で同じABCバーガーを注文したら，パテが1枚で苦手なピクルスが入っていたので，う～んって思いました．美味しかったXYのABCバーガーをもう一度食べようとしても，これでは食べる人は納得できないですよね．同じものを求める人にとって，同じものを作るためにあるレシピは，必要不可欠なものと言えるでしょう．

ハンバーガーでいうレシピのことをGMPでは製品標準書と呼んでいます．同じ薬を作るため，製品一つひとつに対して作成される製品標準書です．でも，なぜ薬はまったく同じものを作る必要があるのでしょうか．ここでは，頭痛もちのMさんが，一つひとつ含量が異なった薬を服用したときに起こりうる状況を例にして考えてみましょう．

Mさんは日ごろより頭痛が出る度にSという薬を服用し，すぐに痛みが治まるので，常備薬としていつも持ち歩き使っていました．ある日，いつもの頭痛が出たのでSを服用しましたがいっこうに効かず，一日痛みが治まりませんでした．また，別の日は，服用したら痛みは止まりましたが吐き気に襲われました．なぜなのか，皆さんはご存知ですよね．薬には，治療に必要な効果だけが出る治療域，お薬の量が少なく効果ができない無作用域，逆に量が多く治療効果とは別の作用，副作用が出る中毒域があります．無作用域や中毒域の発現を最小限に留めるために，薬はまったく同じ量であることが必要です．

薬を作るたびに有効成分の量が異なってしまっては，副作用が出たり，薬の効き目に差が出てしまい，確実

な治療を求めることができなくなることは説明しました．もう一つの側面として，製薬会社で製造する薬は，たくさんの方々が服用するということです．同じ薬を同じだけ服用しても身体に吸収される量は一緒にはならないので，正確な一定量の薬を使うことにより，一人ひとりの病気への効果を確認しながら，余計な副作用がない確実な治療を見つけることが必要になるからです．

いかがでしょうか．薬は常に同じものを作る必要がある理由を少しはご理解いただけたでしょうか．GMPでは，正確に厳密に薬を作るために製薬会社の各製造所で，製品ごとに原材料などの規格，製剤の製造方法を記載した製品標準書を作成するよう規定されています．また，GMPには，国などの行政機関による審査や調査が実施される制度が設けられており，より厳しく，よい薬だけが作られるような環境が構築されています．

あらためて，GMPは患者さんが安心してその医薬品を使えるために，医薬品の製造所で汚染されていない高い品質の製品を恒常的に作るために行うべきことが，製造する企業に義務付けられたものです．誰が作業しても，いつ作業しても，必ず同じ品質・高い品質の薬を作るために，GMP組織を構築，基準書手順書のソフトを作成，環境が整ったハードを整備，そこに行うべきことが定めてあります．

また，医薬品製造所で働いている方々は，患者や健康に不安を覚える人だけでなく，皆さんが大切に想う人に対し，自信をもって「安心して服用していいよ」って言える気持ちを持って医薬品作りに従事されていることを知っていただければ幸いです．

（三好善弘）

第 3 章

他職種から求められる
モニター像

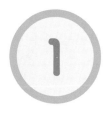

現職CRCから見た
モニターの現状

年間の治験実施数が90〜100件と多く，新生児を対象としたワクチンの治験や血友病の第Ⅰ相臨床試験（Phase I）では世界で1例目の被験者を組み入れた経験を持つなど，とても活気ある施設の臨床研究コーディネーター（CRC）に，CRCの立場から見たモニターの現状と期待する役割について執筆いただいた．モニターにとって厳しい話もあるかもしれないが，CRCと良好なパートナーシップを形成し，「できるモニター」を目指す人たちにとっては，自分ならどう対処するかを考えるチャンスとなるはずである．

● CRCから見た最近のモニターの印象

CRCから見て，「治験が順調に進んでいるな」と感じる要因の1つに，モニターと責任医師との円滑なコミュニケーションが挙げられる．

つまり，できるモニターとは，「責任医師等からの質問に対して，適切に応えることができる人」と言うことができる．治験実施期間中，会社の見解を明確に伝え，医師の質問には「治験実施計画書（プロトコル）には，このように記載されています」「プロトコルからは，このように判断できます」など，根拠を明確に示し，適切な受け応えができる人ではないだろうか．

しかし，残念であるが，おしなべて，ここ数年の間に，できるモニターは少なくなってきているように感じている．最近，責任医師に直接会わないモニターや，本来，モニターがやらなければならないような仕事をCRCに依頼するケースも見受けられる．

以下はその一例である．

・プロトコルの解釈が変わった場合でも，直接，責任医師に説明せず，「CRCから責任医師にお伝えください」と依頼する．プロトコルの解釈に関わる重要なことについては，医師も直接モニターに尋ねたいこともあるため，CRCに任せるのはやめたほうがよい．
・被験者に関する安全性情報についても，モニターが責任医師との面会の機会があったにも関わらず，その直後にメールでCRCに「医師の見解を確認してほしい」と依頼する．この場合，面会の機会を生かし，効率よく仕事を進めるべきである．

● CRCから見たCROのモニターの印象

最近，医薬品開発業務受託機関（CRO）のモニターが治験依頼者から業務を委託され，医療機関を訪問するケースが増えている．CRCにとっては，治験依頼者のモニターも，CROのモニターも，どちらも治験を円滑に進めるための重要なパートナーであるが，両

者に違いを感じることがいくつかある．

　1つは，CROのモニターに対して担当する治験の問い合わせを行った場合，いったん治験依頼者の確認を取るプロセスが加わるため，どうしても回答に時間を要してしまいがちな印象がある．

　また，医師やCRCからの問い合わせに機敏に対応してもらえないこともある．これは上記のこととも関連があるかもしれないが，再度，医療機関から問い合わせて初めて回答が得られるケースも散見され，急を要する場合には，医師からの問い合わせや被験者の対応にCRCが苦慮する場合もある．

● モニターの役割とCRCの役割

　前述では，モニターがやるべき仕事をCRCに依頼するケースがあることを指摘したが，反対に，何でも引き受けてしまうCRCも最近では散見される．

　新GCPが導入されてまだ日が浅かった1999年（平成11年）頃は，CRCもモニターもそれぞれの業務をGCP省令と照らし合わせながら，どこに位置づけされているのか一つひとつ確認しながら実施してきたが，GCP省令が治験依頼者にも医療機関にもある程度定着した現在では，CRCも根拠をあまり考えずに，単に決められたマニュアルに沿って業務を行うことが多くなってきている．その結果，CRCがモニターの仕事まで受けてしまうケースが増えていると考えられる．

　モニターとCRCは1対1でやり取りすることが多く，担当する治験の進め方は相手の経験によって左右されることも多い．新人のCRCがモニターの言うことを聞き入れてしまうこともあるし，その反対の場合もあろう．CRCは基本的に1つの治験を担当すると，その最初から最後まで関わるため，治験の進め方が現状の方法で良いのか悪いのか，客観視できる機会は少ない．モニターも，押しの強いCRCと組んでしまうと，なかなか軌道修正は難しいであろう．

　一日も早い新しい医薬品・医療機器の承認申請に向けて，それぞれの業務を改めて見つめ直し，仕事を押しつけ合うのではなく，何が最善の方法なのかという考え方で，パートナーシップをとっていきたいものである．

● CRCとCRAの協働について

①治験1症例目の適格性の確認

　最近ではリスクベースド・モニタリングの概念が普及し，今後CRCとモニターの関係性も変わってくることが予想される．

　ただ，CRCの立場から述べると，エントリーした患者がプロトコルに合致しているのかについて，これからも1症例目だけは必ず確認してほしい．医師やCRCがどれだけプロトコルの適格性を確認しても，プロトコルの作成者である治験依頼者側とで見解が異なる場合が往々にしてあるからである．

　リスクベースド・モニタリングの導入により，モニターが今後，施設を訪問する機会は

減少することが想定され，CRCもより確実な適格性の確認と正確なデータ収集が求められると予想される．たとえ直接的なコミュニケーションの機会は減っても，報告・連絡・相談はより一層図っていく必要性を感じている．

②客観性を維持するための情報共有

　①では報告・連絡・相談について述べたが，1つの方法として，責任医師とモニターのメールのやり取りの際，重要な案件についてはCRCもCCに含めて同時送信してもらい，現状の進行状況を共有できる環境をつくっていただきたい．また，CRCも医学的な内容を含む事柄について，モニターへメールで問い合わせる場合には，CCに責任医師を入れるなどの工夫により，モニター，医師，CRC3者間のタイムリーな情報共有を図ることができる．また，万一，報告事項に間違いがあったときなどにも，3者が共有することで互いに確認することができ，リスクも防止できることがあるのも事実である．

●被験者のエントリーが進まないとき

　最近，プロトコルが複雑化し，責任医師もCRCも被験者を懸命にリクルートするのだが，エントリーに結びつかない場合が多い．そんなとき，「定期的に当該治験のレターが発信される」「施設ごとの症例数の報告がある」「各施設の治験進捗状況の報告がある」などの工夫をしてくれるモニターの存在はありがたい．特に，日本の進捗だけでなく，グローバルな状況もわかると，医師のモチベーションにも良い影響を与えるようである．また，責任医師にエントリーの状況に関して面会する場合には，CRCとも事前に打ち合わせ，積極的に対応策を検討することも突破口を開く糸口となり得ると考えている．

●薬を開発する喜び

　医師等からのプロトコルに対する質問にうまく答えられない，タイムリーに医療機関からの問い合わせに回答しないモニターを傍で見ていると，新しい薬や医療機器の開発に対する情熱が本当にあるのだろうか，という疑問を感じることがある．

　CRCとしては共に苦難を乗り越えて，新薬や新医療機器を世に出すために頑張るモニターと出会えると，本当に嬉しいし，この仕事に就いて良かったと思えるのである．

　パトリシア・ベナーが書いた「看護論　達人ナースの卓越性とパワー」（医学書院）では，看護師の「何かおかしい」という直感，「このタイミングで，医者を呼ばないとまずい」と感じる，経験による直感が重要であるとされている．それと同様に，モニターも，適時適切なタイミングで医師やCRCに連絡をすること（経験）が，看護師の達人と同じように重要で，その詳細を文書に表すことはなかなか難しい．いわゆる，経験をもとにアンテナを張り，情報を適切にふるいにかけてリスクを素早く察知し，問題解決に向けて迅速に対処できる人が達人のモニターではないかと考えている．

● CRCからのモニターの皆さんへの期待とエール

　CRCとモニターの連携は重要である．連携を行うためには，お互いの仕事を理解し，尊重することが大切である．時に，長期にわたる治験の場合はCRCとモニターが友達感覚に陥ることもあるかもしれない．だが，決してなれ合うことなく，互いがプロフェッショナルの意識をもって，毅然とした対応をとり，被験者が安心して治験に参加できる環境を整えていってもらいたい．

　医療機関のCRCとして，いつもお世話になっているモニターの皆さんにエールを送るつもりで少々耳の痛いことも書かせていただいた．そしてCRC側にも改善すべき課題があるのも承知している．しかし，より良い医薬品・医療機器を一日も早く患者さんの元にお届けする，という共通の目標に向けて，これからも情報共有しながら，スムーズに治験を進めることができる良きパートナーシップを築いていきたい．

● COVID-19流行下でCRCが考えること・医療機関の現状

　2020年は世界的にCOVID-19が流行し，その影響が本原稿を書いている今も続いている．治験の新規エントリーの見合わせ（以後徐々に再開），検査資材の搬入遅れ，治験薬搬入遅延の懸念など，治験を実施する上でさまざまな問題が生じた．またリモート診療の可否や被験者への治験薬配送手順を考える必要性も出てきた．プロトコル変更や症例報告書のデザイン変更，重篤な有害事象報告の範囲が変更される治験もあり，対応が必要となった．新規エントリーが再開しても世界中でCOVID-19が流行しているため，事実上，再開できない状況であろう国もあった．現在も海外から搬入される検査資材は発注してもなかなか手元に届かない状態である．

　CRCから見たモニターの仕事の仕方も変化した．出張制限により医療機関への訪問が不可となったり，出社は週1回程度でそれ以外はテレワークとなったというモニターもいた．新規治験立ち上げ時の打ち合わせやスタートアップミーティングなどはすべてWeb会議形式で実施し，担当モニターと一度も直接顔を合わせる機会がなく治験をスタートさせることもめずらしくなくなった．

● 今後，CRCとCRAができること

　このような状況でも，新薬の誕生を待ち望んでいる患者さんがいる限り，新薬の開発を止めることはできない．そのためには，COVID-19流行下やwith コロナの時代となっても量と質を落とすことなく，治験を継続していく．前述しているCRCとCRAの役割分担や協働，責任医師との関係性についても，方法が変化しても考え方は同じである．状況に応じた情報共有の方法を選択し，より良い医薬品・医療機器を一日も早く患者さんの元へお届けするという共通の目標に向けて，治験チームとして共に前を向いて歩んでいきたい．

医師から見た
モニターの現状

　私が勤める小児病院で使用されている薬剤の多くが小児の適応が得られていません．この問題はわが国だけでなく海外でも同様です．そんな状況の中で，私を含めて小児病院で働く医療従事者の多くは1日でも早く，小児に安全で有効な薬剤が増えることを願っています．この願いは，新しい薬を開発してほしいということに限らず，現状の打開を考えて，成人のみに適応があり承認されている薬剤で，小児にも安全に使用できるように適切な用量・用法を決定し，小児の適応を取得してほしいということです．つまり言い換えれば，小児での治験を増やしてほしいということでもあります．しかし，その願いはなかなか製薬会社には届かないようです．小児患者数は成人に比べて少なく，また体重で決まる実投与量が少ないため，時間と費用をかけても売り上げ増加につながるメリットが少なく，小児の薬剤開発に積極的に取り組む企業というプラスのイメージのメリットが霞んでいるからです．さらに小児治験は対象者が未成年のため，両親の承諾を得る必要があり，患者のリクルートが難しいという事実もあります．私は小児医療に関わる一人として，開発のプロを目指すモニターならば，安易な成人の試験より難しい試験にチャレンジしてほしいと常々思っています．

　私は麻酔科医の中でも，小児が専門の医師であり，主に手術室で勤務しています．また，麻酔の専門的知識や技術を必要とする小児集中治療室（Pediatric Intensive Care Unit：PICU）でも患者治療を担当します．PICUでは小児の先天性心疾患，脳腫瘍，臓器移植などの周術期管理を必要とする患者，院内急変，事故や外傷といった重症患者を一ヵ所に集め，私を含めた小児集中治療の専門医師が中心となって各専門診療科医師，看護師，薬剤師，臨床工学士，理学療法士，社会福祉士などと一緒に病院の総力を挙げて治療やケアにあたります．新人モニターにとっては，私の麻酔科医としての仕事は知らないでしょうから，ここで私の仕事の内容を紹介します．なぜ，私の仕事について話をするかというと，これはあるベテランのモニターAさんから聞いた話を披露したいからです．

　Aさんは麻酔科の仕事を十分に知らなかった頃に，とても驚いたことがあったそうです．治験の説明を麻酔科の医師や看護師に行うため，彼は麻酔科の部長と日程調整をしました．部長から○月○日7時であれば，担当者が揃うと言われ，話がまとまりました．彼の頭の中では，病院の勤務が終わった夜の7時だと思ったそうです．説明会の前日になって，確認のため部長に「夜の病院の入り口はどこになりますでしょうか？」と電話したところ，「なんで夜の入り口を聞くのかな？説明会は朝の7時だよ」と言われたそうです．準備は次の日の夕方までにすればよいと思っていましたが，早速，その日の夜に準備を行いました．

Aさんは，麻酔科の1日は早く，この早い時間でないと麻酔科医が揃うことはないという現実を知らなかったそうです．モニターが医師に会える日時を事前に知っておくことは，とても重要なことだと私も同じように認識しています．私たち医師も人間ですので，疲れているときもあります．そんなときに難しい話を聞かされても十分に理解できないかもしれませんし，話に集中できないと思います．特に医療にはあまり関係のない治験や臨床試験の法律上の約束事などは，すっきりした頭のときでも理解し難い物です．

　私の1日のスケジュールを以下に示してみました．

7:00	出勤
7:00～7:30	麻酔準備
7:30～8:00	朝レジデント向け講義
8:00～8:30	症例検討会
8:45～	麻酔導入開始
15:00～17:00	院内会議
17:00～17:30	レジデントとの翌日症例打ち合わせ

　麻酔科医は曜日ごとに，心臓血管外科，脳神経外科，肝臓移植，小児外科，耳鼻咽喉科，形成外科，眼科，MRI検査など麻酔を担当する外科手術や検査が決まっています．したがって，治験の候補の患者数や時期など，事前に把握がしやすいという特徴があります．例えば，心臓や移植の患者の治験であれば，心臓の手術は火曜日で，移植は木曜日となっています．また，手術時間については大体は予測がつきますが，予定が変更となることも多く，昼休憩の時間はどうしても不規則になってしまいますので，昼の間の面会時間を作るのは現実的に難しいでしょう．

　今までに，多くの治験のモニターの方に会う機会がありました．印象は押し並べて物静かな方々でした．最近はCRCを介して連絡があることが多くなっています．治験のいろいろな規則や決まり事は，CRCがよく把握していますので，CRCと相談していただいた後に，連絡をいただくのもよいかもしれません．

　冒頭に説明した通り，小児に安心して使用できる薬を増やすため，私は小児の治験に積極的に参加してきましたし，これからもそのつもりです．医師主導治験や特定臨床研究などにも積極的に関与していくので，私自身がこの本の読者としてよりよい治験や臨床研究を行っていくつもりです．

　最後に，ほかのコラムにもありますが，モニターの方は治験計画書や同意説明文書はよく読んできてほしいと思います．また，併用薬剤の名前や治験で使用する機器の名称などは事前に知っておいてほしいです．モニターという名称は，「治験のプロ」であると同じ意味ですから，プロ意識を持って私たち医師と接していただくことを願っています．

Monitoring Room

医師主導治験への対応

治験には「治験依頼者による治験」（企業治験）と「自ら治験を実施する者による治験」（医師主導治験）の2つがあります．医師主導治験とは，国外では承認されているが国内では未承認のもの，あるいは適応外使用が一般的となっているが企業が承認取得を目指さないなどの医薬品，医療機器または再生医療等製品について，承認取得や適応拡大を目的として文字通り医師自らの主導で実施される治験のことです．そのため，治験開始前の準備，実施中の管理，終了後の試験結果のとりまとめなど，企業治験でいうところの治験依頼者の役割を自ら治験を実施する者（＝治験責任医師）が担うことになります．

現在実施されている治験の多くは企業治験であり，それに比べると医師主導治験の実施数はわずかです．そのため，モニターとして医師主導治験を担当する機会は少ないですが，ここでは医師主導治験と企業治験との違いなどについて述べます．

GCP・治験実施計画書からの逸脱，IRB手続き，症例報告書のSDV，必須文書など，品質管理を目的とした確認作業（モニタリング）自体に企業治験と医師主導治験との差はありませんが，その対応者，資料の提出先や保存先など，異なる部分については注意が必要です．

医師主導治験では，実施医療機関に属する者をモニターにすることも可能ですが，人材の確保，継続的な教育などを考えると，CROのモニターを指名することが現実的です．企業治験でのCROモニターは，実施医療機関と治験依頼者との間に立ち，情報伝達や間を取り持つ役割もありますが，医師主導治験では「治験依頼者＝自ら治験を実施する者」であるため，その役割は軽減されます．しかしながら，自ら治験を実施する者は，通常の診療や治験責任医師の業務に治験依頼者としての業務が加わり，その負担は膨大となります．また，モニタリングに精通している医師はまれな存在です．そのため，医師主導治験では，与えられたモニタリング業務を実施することはもちろんのこと，時には自ら治験を実施する者に提案し，うまく連携を図れるようなモニターとなれるとよいでしょう．

(鈴木健夫)

モニターが関与する企業治験と医師主導治験との主な相違点

項　目	企業治験	医師主導治験
モニターの指名 モニタリング報告書の点検 モニタリングの進捗管理	治験依頼者	自ら治験を実施する者 （治験調整医師/治験調整委員会が担うこともある）
モニタリング報告書の提出先	治験依頼者	自ら治験を実施する者 実施医療機関の長
モニタリング報告書のIRB審査	不要	必要
治験の実施までの流れ	①治験の届出 ②実施医療機関のIRB ③治験の実施	①実施医療機関のIRB ②治験の届出 ③治験の実施
PMDAへの副作用報告の起算日	治験依頼者が知った日 （通常は実施医療機関から重篤な有害事象報告書を受領した日）	自ら治験を実施する者が知った日 （治験責任医師が重篤な有害事象の発現を知った日）
必須文書の保存先	実施医療機関 治験依頼者	実施医療機関 自ら治験を実施する者 治験薬提供者（提供を受ける場合）
実施医療機関の長への事前提出資料 IRB審査資料	事前提出資料，IRB審査資料の種類は医師主導治験の方が企業治験のものよりも多い． （参照：医薬品GCP 第10条，第15条の7，第32条）	

CMC	Chemistry, Manufacturing and Control	新医薬品承認申請時の品質関連事項のデータ
CRA	Clinical Research Associate	臨床開発モニター（モニター）
CRC	Clinical Research Coordinator	治験コーディネーター，臨床研究コーディネーター
CRF	Case Report Form	症例報告書
CRO	Contract Research Organization	臨床試験受託機関，医薬品開発業務受託機関
DSUR	Development Safety Update Report	治験安全性最新報告
GCP	Good Clinical Practice	医薬品の臨床試験の実施の基準に関する省令
GLP	Good Laboratry Practice	医薬品の安全性に関する非臨床試験の実施の基準に関する省令
GMP	Good Manufacturing Practice	医薬品及び医薬部外品の製造管理及び品質管理の基準に関する省令
IRB	Institutional Review Board	治験審査委員会
PMDA	Pharmaceuticals and Medical Devices Agency	独立行政法人医薬品医療機器総合機構
PSUR	Periodic Safety Update Report	定期的安全性最新報告
SAE	Serious Adverse Event	重篤な有害事象
SDV	Source Data Verification	原資料直接閲覧
SMA	Site Management Associate	治験事務局
SMO	Site Management Organization	治験施設支援機関
SOP	Standard Operating Procedures	標準業務手順書

● 編者略歴 ●

小嶋　純（こじま　じゅん）
一般社団法人医療健康資源開発研究所　代表理事
薬学博士
1980年　甲南大学理学部生物学科卒業．同年，製薬会社（医薬研究所 薬理研究室）に入社後，臨床開発室長，医薬研究所長を経て2009年に退職．2009年から2013年まで国立成育医療研究センターで小児に関する薬の研究に従事．2013年7月より現職（一般社団法人医療健康資源開発研究所　代表理事）．1988～1997年　帝京大学医学部第一生理学教室　講師（併任）．2001～2020年　日本大学医学部脳神経外科学教室　講師（併任）．2013～2020年　聖路加国際病院周術期センター　研究員．2015～2020年　日本医歯薬専門学校　講師．
医療の現場でニーズの高い医療用医薬品，一般医薬品や医療機器などの開発に対するコンサルティングを行う．また，コンサルティングにとどまらず，自ら製剤試験や薬理試験の実施，治験や臨床試験の立案，総括報告書の作成も手がける．さらに，薬や食品の味に対する基礎から臨床までの研究，味覚センサーによるラットやヒト官能試験まで行っている．近年は，活発な臨床研究をサポートするため倫理審査委員会の受託をしている．

CRAの教科書

2015年 7 月20日　1 版 1 刷　　　　　　　　　　　©2021
2021年 7 月15日　2 版 1 刷

編　者
こじま　じゅん
小嶋　純

発行者
株式会社 南山堂　代表者 鈴木幹太
〒113-0034　東京都文京区湯島4-1-11
TEL 代表 03-5689-7850　www.nanzando.com

ISBN 978-4-525-70312-7

JCOPY ＜出版者著作権管理機構 委託出版物＞
複製を行う場合はそのつど事前に（一社）出版者著作権管理機構（電話03-5244-5088，FAX 03-5244-5089，e-mail: info@jcopy.or.jp）の許諾を得るようお願いいたします．

本書の内容を無断で複製することは，著作権法上での例外を除き禁じられています．また，代行業者等の第三者に依頼してスキャニング，デジタルデータ化を行うことは認められておりません．